装いも新たな、私たちです。
勝昌の 食品単味エキス

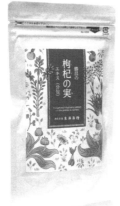
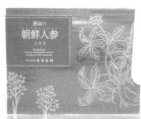
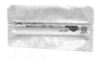

ハーブ？　和漢？　中華食材？
いいえ、私たちは「勝昌の食品単味エキス」。
食べ方のスタイルなんて、気にしないのが私たち。
だってあなたの健康に、いつも寄り添っていたいから。

ご愛顧に感謝して、パッケージをリニューアル。手に取りやすいデザインになりました。

※ 一部の商品は旧デザインのパッケージで販売しております。

分包品
アルミパック入り
1包 0.5g 20包入り

分包品
スリーブ箱入り
1包 0.5g 20包入り

100g品
アルミパック入り
※一部商品は50g入り

取り扱い品目

- 勝昌の 朝鮮人参エキス
- 勝昌の 大青葉エキス
- 勝昌の トウネズミモチエキス
- 勝昌の 山楂子エキス
- 勝昌の 三七エキス
- 勝昌の 砂嚢エキス
- 勝昌の 化石草エキス
- 勝昌の 半枝蓮エキス
- 勝昌の 白花蛇舌草エキス
- 勝昌の ネムノキエキス

- 勝昌の 天然硫酸カルシウムエキス
- 勝昌の タカサブロウエキス
- 勝昌の 沙参エキス
- 勝昌の カキの殻エキス
- 勝昌の 菊の花エキス
- 勝昌の 玄圃梨エキス
- 勝昌の ダイダイエキス
- 勝昌の ダイダイ（未熟果実）エキス
- 勝昌の 枸杞の実エキス
- 勝昌の 烏瓜エキス

- 勝昌の カマキリ卵鞘エキス
- 勝昌の ウコン（根茎）エキス
- 勝昌の ミカンエキス
- 勝昌の 葛の花エキス
- 勝昌の 金銀花エキス
- 勝昌の 亀の甲エキス
- 勝昌の 蚕エキス
- 勝昌の ラッキョウエキス
- 勝昌の 蜜花豆エキス
- 勝昌の スッポンの背甲エキス

株式會社 東洋藥行　お問い合わせ・資料請求　Tel: 03-3813-2263
〒113-0033　東京都文京区本郷 6-19-7　https://www.toyo-yakuko.com/

疾患・症状別 漢方治療
慎性疼痛 Contents

4　巻頭言
世良田　和幸（渕野辺総合病院）

6　**特集**　**生活を支える在宅医療**
漢方がととのえる「食う・寝る・出す」
山口　竜司（山口診療所）

14　**インタビューⅠ**
現代医療における漢方の役割と今後に期待されること
痛みの病理・病態を漢方的視点で解き明かす
平田　道彦（平田ペインクリニック）

21　**インタビューⅡ**
変わる日本の慢性疼痛治療
滋賀医科大学 学際的痛み治療センターの取り組み
福井　聖（滋賀医科大学医学部附属病院 ペインクリニック科）

28　**慢性疼痛　病因病機と治療 －総論－**
入江　祥史（総合内科専門医・元 入江漢方内科クリニック吉祥寺）

33　**コラム**　**実践！漢方ライフ　薬膳編**
薬膳で「痛み」から遠ざかる
大田　ゆう子（洗足薬膳お料理教室主宰 / 国際中医薬膳師・国際中医師）

症例で見る 慢性疼痛治療　漢方編

34　慢性頭痛における漢方治療
來村昌紀（らいむらクリニック）

38　三叉神経痛に対して柴胡桂枝湯が有効であった1症例
境 徹也（佐世保共済病院 ペインクリニック麻酔科）

41　関節リウマチにおける漢方治療
津田篤太郎（聖路加国際病院 リウマチ膠原病センター）

46　手根管症候群の漢方治療
田島康介（藤田医科大学病院 救急科）

50　舌痛症の漢方治療
山口孝二郎（昭和大学医学部生理学講座生体制御学部門 /
医療法人ハヤの会田中矯正歯科 歯科慢性疾患診療室）

55	上肢（肩こり）の慢性疼痛での漢方治療
	濱口眞輔（獨協医科大学医学部麻酔科学講座）
59	脊髄・脊椎に原因を持つ神経障害性疼痛における漢方治療
	平田道彦（平田ペインクリニック）
65	慢性腰痛症の漢方治療
	緒方政則（北九州市立門司病院）
70	下肢の慢性疼痛（神経痛・関節痛・筋肉痛）に対する漢方薬による治療方法の考え方
	吉田祐文（那須赤十字病院 第一整形外科）
75	帯状疱疹後神経痛の漢方治療
	園田拓郎（鹿児島市医師会病院 ペインクリニック内科）
81	複合性局所疼痛症候群の漢方治療
	髙村光幸（三重大学医学部附属病院 漢方外来）
86	線維筋痛症の痛みが漢方と鍼・刺絡治療により軽減した1例
	宮西圭太（みやにし整形外科リウマチ科）
91	身体症状症（身体表現性疼痛障害）における漢方治療
	西田愼二（にしだクリニック）

症例で見る 慢性疼痛治療 鍼灸編

97	関節リウマチにおける鍼灸治療の1例
	河原保裕（アコール鍼灸治療院）
102	鼓室形成術後の遷延性術後痛に対する鍼灸治療
	玉井秀明（帝京平成大学ヒューマンケア学部鍼灸学科 / 自治医科大学附属病院 麻酔科・鍼灸外来）
107	帯状疱疹後神経痛の鍼麻酔方式による治療
	石川家明（ともともクリニック / 鍼灸師）

112	コラム 実践！漢方ライフ　ツボ押し編
	慢性の痛みに役立つ 簡単ツボ押し
	伊藤　剛（北里大学 客員教授 / 北里大学 東洋医学総合研究所）

113	**慢性疼痛　先人に学ぶ漢方の知恵 －古典の教え－**
	織部　和宏（織部内科クリニック）

118	コラム 実践！漢方ライフ　養生編
	攻めの養生で腰痛知らず
	帯津　良一（帯津三敬病院）

120	**参考資料　疼痛治療で使用される主な漢方製剤の記載を含む診療ガイドライン**

巻頭言

渕野辺総合病院 病院長

世良田　和幸

　「痛み」は，古来より人間にとって辛く，切ない症状の１つであったと考えられます。身体のどこかの痛みで苦しんだ経験のない人は皆無といってよいでしょう。西洋でも，東洋でも，痛みの緩和を目的とした治療法は，古くから考えられてきました。エジプト時代にはすでにケシの実の鎮痛効果は知られており，中国で紀元前３世紀に書かれたといわれている『黄帝内経』にも，すでに「痛み」に対する記載があります。その『素問』挙痛論篇の中に，「痛み」に対する病因，病機，病位，証候，予後などが記載されており，「痛み」はその当時から治療の優先事項だったことがうかがわれます。また，３世紀頃に著されたといわれる『傷寒雑病論』に記載されている 113 処方のうち 35 処方が，「痛み」に関するものであることからも，医学は「痛み」との戦いの歴史であったといっても過言ではありません。

　西洋医学は，東洋医学とは基本的に「痛み」に対する考え方が異なっており，病理学的な視点にも相違が見られます。例えば，東洋医学では主として，気・血・水の流れを「痛み」治療の根幹とするのに対し，西洋医学的治療法では，組織や神経の病理学的な見地から，消炎鎮痛薬の開発や手術療法，ペインクリニックなどを主体として治療を行っています。また，急性期の痛みの治療として，東洋医学には鍼灸があるものの，近年の西洋医学では，さまざまな新しい治療法が確立するなど飛躍的な進歩を遂げました。

　しかし，現代西洋医学は，急性の「痛み」を有する器質的疾患の治療には対処できますが，「痛み」が慢性的に持続し，その病因が明らかでない「痛み」に対しては，治療に難渋することがしばしばあります。また，鎮痛薬は痛みそのものを緩和する作用はあっても痛みの原因を治療する薬ではありません。一方，漢方治療は，西洋医学の弱点を補う意味でも意義のある治療法です。漢方治療は，人間のホメオスターシスを改善し，QOL を向上させることで疼痛閾値を上昇させる働きがあると考えられており，痛みの原因となる身体の中の病態を是正し，結果的に痛みを楽にする作用があるのです。もちろん，漢方はオールマイティーではありませんが，慢性疼痛に対する治療に関して

は，西洋医学よりも分があると思っています。

　今回の企画は，慢性疼痛に対する症状・疾患別の漢方治療について，現在日本において「痛み」の治療を実践されている各診療科の先生方に，中医学・日本漢方・鍼灸の立場から，総論と症例提示をしていただきました。日本の疼痛漢方治療の第一人者である平田道彦先生へのインタビューでは，漢方薬との出会いから今日までの苦労話，漢方による疼痛治療に始まり，今では「痛み」以外の患者も漢方治療を求めて来院される話など漢方の妙味を話されています。一方，滋賀医科大学の福井　聖先生のインタビューでは，学内の学際的痛み治療センターでの慢性疼痛の臨床と研究について言及されています。難治性の「痛み」の西洋医学的治療には，医師以外にも看護師や理学療法士，臨床心理士など多職種が連携し，個々に合わせたオーダーメイド的な治療法を検討する必要があると説いています。そして，慢性疼痛治療には，西洋医学的な治療法とともに，漢方や鍼灸を活用した補完・代替療法を加えた統合医療の必要性を強調されています。

　また，今回は平田先生が師と仰ぐ，日本の漢方治療の第一人者である織部和宏先生に，古典や口訣の解説をしていただきました。中医学の立場からは，入江祥史先生に漢方・中医学における「痛み」の病態とそれぞれの病態における治療法を解説いただきました。そして，がん治療の日本の草分け的医師の一人である帯津良一先生にもご登場いただき，ご自身が実践されている「攻めの養生」について綴っていただきました。

　個々の先生方の内容は紙面の都合で割愛させていただきますが，ご登場いただいた先生方の「痛み」，とくに慢性疼痛の治療に対する経験と心意気が満ちあふれた内容となっています。本書が，臨床現場はもちろん，慢性疼痛に悩む先生方の座右の書となり，バイブル的存在になればと心から願っています。そして，慢性疼痛治療における「漢方ライフ」を実践していただけければ幸いです。

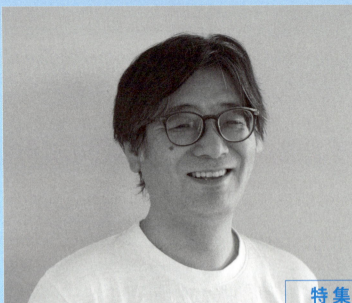

山口診療所 院長
山口 竜司 先生

1990年	大阪市立大学医学部 卒業
1992年	同大学医学部附属病院
1993年	大阪府立羽曳野病院
	（現・呼吸器・アレルギー医療センター）
1999年	山口診療所 院長

特集

生活を支える在宅医療

漢方がととのえる「食う・寝る・出す」

　2025年には「団塊の世代」が75歳以上の後期高齢者となり，人口の約3人に1人が65歳以上の高齢者になるとの予測がある。そうした超高齢社会において，なんらかの疾病を抱え，医療機関に赴くことが困難な高齢者等が自宅で医療を受けられる在宅医療の果たす役割は大きい。長年にわたり在宅医療の最前線で活躍されている山口竜司先生に在宅医療の現状や漢方の役割などについて取材を行った。

在宅医療は地域で行うチーム医療

　取材の当日，診療所の事務長から「急患が出て予定している時間からの取材は難しいかもしれません」というメールがあった。24時間，患者の容態の変化に対応する診療所での日常を取材前から垣間見ることとなった。
　当日の様子について山口先生は，次のように話された。
　「午前10時くらいにご家族から，患者さんの様子がおかしいと連絡がありましたが，私は外来の診療中でしたので往診することができませんでした。そうしたときは，まず院内の看護師が家族に様子をおうかがいして，患者さんの担当の訪問看護ステーションに訪問を依頼することもありますし，緊急を要すると判断した場合には，すぐに救急搬送をすることもありますし，ケースバイケースです。今朝，連絡があったお家は，老老介護の世帯で，患者さんのしんどい状況を上手く伝えられなかったこともあり，先に当院の看護師が患者さんの状態の確認に向かいました。看護師か

漢方がととのえる「食う・寝る・出す」

らの報告であれば，それほど緊急性は高くないと思いましたので，午前の診療終了後に往診することにしました。そうしているところに，受診に来られた患者さんが救急搬送になりました。本人は，かぜがなかなか治らないので，内服薬をもらおうと受診したようでした。ところが，聴診をすると肺からバリバリと音がしており，これはおかしいと思って胸部X線写真を撮ると，両側に胸水がたまっており肺炎を起こしていました。それもかなり重篤な状態でした。これは大変だということで，病院に連絡をして，救急対応をお願いしました。高齢になってくると，肺炎でも意外と高熱が出ないケースもありますし，ご自分でうまく症状を説明できない方もいます。当院は高齢者の患者さんも多いので，気をつけて慎重に対応しないと，気がついたときには大変なことになっているケースも少なくないです。今日は，そんな対応に追われてバタバタしていました……」

そうした在宅医療の状況について山口先生は，地域で行うチーム医療のようだと話す。

「在宅医療は病院内でのチーム医療を外に持ち出したようなものです。例えば，独居の方をヘルパーさんが訪問して様子がおかしいと思ったらケアマネージャーさんに伝え，そこからすぐに主治医に連絡が来ることもあります。在宅医療は，訪問看護師，薬剤師，ケアマネージャーなど，さまざまな職種の方が1つのチームになって対応していくことが大切だと思っています。医療だけではなく，介護，病院，地域など，いろいろな所との連携をとって地域でその方の暮らしを支えるという地域包括ケアに関する施策も進められています。私が在宅を始めた20年前から考えると，在宅医療を行ううえでのインフラ整備はかなり進みました。最近では，連携のための情報共有ツールの1つとして，ICTの導入も進んできました。

私は，月に1〜2回の定期訪問のときには，当院の看護師と一緒に訪問していますが，ほとんど

の在宅の患者さんは，訪問看護ステーションと一緒にサポートにあたっています。在宅医療は，24時間の対応が必要ですが，一人ですべてに対応するのは大変ですので，地域の医師会からの応援を受けたり，ふだんから懇意にしている先生方と作っているネットワーク内でお互いに協力し合ったりしています。このように在宅医療は，とても一人のマンパワーで支えられるものではありません。地域の多職種が連携することで在宅の患者さんに対応し，最期まで暮らしを支えるというのが現在の地域包括ケアの考え方だと思います」

地域に根ざした診療所として20年

院長として20年目を迎えた診療所での日常の診療についてうかがった。

「当院は大阪府の南，奈良県と和歌山県の境にあたる河内長野市にあります。市の面積の約7割が森林で，山と緑が多く当院の近くには川が流れています。河内長野市は高齢化が全国平均と比較して進んでおり，2015年の段階で高齢者の割合は3割を超え，2025年には37.7％になるという予測が出されています。近隣には二世代，三世代家族が多く，なかには四世代家族もいます。この診療所は，1999年に前任の先生から継承させていただきました。その頃は，この周辺には診療所はうちの1軒だけでした。当時は地域の方に頼りにされるのがとてもうれしく，目の前の患者さん一人ひとりをきちんと診るだけで一日が終わるような毎日でした。

受診する患者さんの年齢層は小児からお年寄りまで幅広く，軽いかぜのような一般的な疾患から『入院せなあかんやろ！』というような重症の肺炎まで，ありとあらゆる疾患や症状の患者さんを診ています。なかには蜂に刺された，しゃっくりが止まらない，といったビックリするような患者さ

特集　生活を支える在宅医療

んもいて本当に勉強させてもらっています。定期的に通院されている患者さんで多いのが，慢性疾患を抱える高齢者です。また最近は，がんの支持療法や漢方治療を求めて受診される患者さんが増えてきました。痛みを訴える患者さんのなかには，帯状疱疹後神経痛や加齢による変形性膝関節症や変形性腰椎症などの方もいます。がんの患者さんは，『治療の副作用がしんどいのでなんとか症状を軽減できないか』『今の治療がダメなら治療終了と言われていて，なんとか治療を続けたい』といった希望を持って漢方の相談に来られています。ほかにも，ひどい咳から皮膚疾患まで，漢方治療を希望して来院される方は少なくありません。治療では漢方薬と西洋薬を併用で使うことが多く，漢方薬は全体の8〜9割の患者さんに使っています」

「最期まで診るから」と患者と約束

　地域のかかりつけ医として日々の診療を行う山口先生が在宅医療を始めるきっかけになったできごとがあるという。

　「私が開業して1年目ぐらいのことだったと思うのですが，80代で一人暮らしの男性が，肺気腫がベースにある慢性閉塞性肺疾患（COPD）で当院に通院していました。ある日，男性のお隣さんから『先生，隣のおじいちゃんがこけて動かれへん。息もしんどい。救急車に乗せようとしても病院はイヤって言うから，来てもらえへんか』と連絡がありました。急いで往診に必要な簡単な道具を持ち，男性のお家へうかがいました。すると男性は『あちこちが痛い。動かれへん。しんどい』といって肩で息をする状態でした。幸いにも骨折はしていませんでしたが，血中酸素濃度が低下していましたので『酸素だけは吸ってもらわないとあかんね』という話をして，男性の話に耳を傾けました。かなり興奮した様子で『おばあちゃんが

亡くなったこの家で亡くなりたいんや』と一所懸命に訴えかけてきました。とりあえず『死なへんから大丈夫や』となだめて，『ほんなら入院せんと診ていこか。何かあって困ったら連絡しいや。最期まで診るから』と約束をしました。

　男性は家の中では伝い歩きに近い状態でしたが，ちょうどその頃に介護保険制度が始まったため，さまざまな介護サービスを受けることができました。しかし，月日がたつにしたがい動ける範囲が狭くなり，ベッドを中心とした生活となっていきました。あるとき，またお隣さんから『おじいちゃんが血まみれになっている』と連絡がありました。お家をうかがうと床にはべっとりと血のりが付いており，男性に『どないしたんや？』と聞くと『こけたんや』と答えます。どうやら転んだ際に電話をしようとしたようですが，ダイヤル式の電話だったため，血のりで滑ってダイヤルを回せずそのままになってしまい，翌日になってお隣さんにようやく気づいてもらえたそうです。このできごと以来，『一人で生活していくのは難しいかもしれへんね』というお話をして，介護施設に移っていただきました。それから2年ほど，私は施設に訪問して診療を継続して，最期を看取るという約束を果たすことができました。この患者さんとの約束から私の在宅医療が始まりました」

高齢者の独居によるさまざまな課題

　少子高齢社会の拡大とともに社会構造や家族構造も大きく変わり，在宅の医療や介護でさまざまな課題が浮き彫りになっているという。

　「高齢者が高齢者を介護する『老老介護』が以前から社会的な問題となっていますが，『人生100年時代』に突入しようとするなかで，最近では介護を受ける側も，担う側も75歳以上という『超老老介護』世帯が増えています。また，ひ

と昔前は多世代家族では介護者が常に家庭にいることが少なくなかったのですが，現在は介護を担う世代が外に働きに出ていることが多いため，日中に高齢者が家に一人でいる『日中独居』が増えています。2015年に東京都福祉保健局が公表した『東京都23区世帯分類別異常死数（自宅死亡）』のデータによると，家族と同居している65歳以上の高齢者が孤立状態で亡くなり（同居孤独死），死後に発見されたケースは年間2千件を超え，さらに年間約3千人の65歳以上の一人暮らしの方が自宅で亡くなっているそうです（孤独死）。これは東京都だけの数字ですが，全国的に考えてみてもけっして看過できない社会的問題だと思います。また，介護する側もされる側も認知症を抱える『認認介護』など，さまざまな課題があります。

ほかにも『平成30年版高齢者白書』によれば，家族の介護や看護を理由とした離職者，いわゆる『介護離職』が，1年間で10万人を超えているそうです。これも，大きな社会問題です。こういう看護や介護を必要とする高齢者を一人家に残して出かける家族が，介護と仕事が両立できず仕事を辞めて介護に専念するケースが増えてきており，国の方でも『介護離職ゼロ』に向けたさまざまな取り組みが進められようとしています」

「生活を支える」漢方の役割

現在のさまざまな課題を受け止め，よりよい地域包括ケアを構築するための1つの方向性として，在宅医療における漢方の役割は大きいと先生は話す。

「在宅医療では，慢性疾患や加齢による体の機能の低下，がんや難病などさまざまな理由で通院できない患者さんを訪問し，その方の生活を支えるためには何が必要なのかを考え，ときには家族を含めた状況なども考慮に入れて，疾患に対応する必要があります。私たちが訪問するのはあくまでも患者さんの生活の場ですから，在宅医療では治療を行うだけではなく患者さんの『生活を支える』こともとても大切だと思っています。その生活の基本をなすのが『食う・寝る・出す』です（図1）。それらがきちんとできればADLが向上し，高いQOLを維持することできます。漢方医学には，足りないものを補って調整する『補』，余ったものを捨てる『瀉』という大きな2つの治療法がありますが，『食う』とはまさに漢方医学の『補』の考え方であり，食べものを体内に取り込み消化吸収しエネルギーとする『後天の気』の概念にあたると思います。『出す』は，ただ二便を排出するだけではなく，痰湿や水滞を取り除く『利水』も含めた『瀉』の概念にあたります。また，『寝る』は，単に眠って体を休めるという意味あいだけではなく，漢方医学の精神的に安らぐ，リラックスするという『安神』の概念も含んでいると思います。

このように漢方医学には，患者さんの生活を支えるための機能を補う治療法がたくさんあります。漢方医学のよさは患者さん自身の生きる力や治る力（レジリエンス）を高めることにあります。私はそのなかでも，身体のバランスを整えて元気を補う『補剤』をよく使っています。『お家で生活ができるためには何ができるか』『この患者さんや家族が今困っていることは何だろうか』『漢方でできることはないか』と考えてQOLの維持

図1 生活の基本となる「食う・寝る・出す」

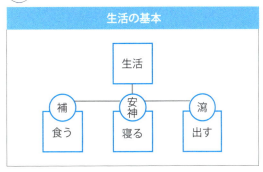

向上を目指して漢方を使うようにしています。結果的に，患者さんの状態が落ち着いて急変や入院が少なくなると，家族の介護負担も減るし，お家で落ち着いて一緒に生活ができるようになってきます。場合によっては費用負担も減ってきます。そうなってくると，安定した在宅医療を続けられるケースが増えてくると思っています（図2）。このことは，単に患者さんだけではなく，患者さんをサポートする家族や医療・介護関係者の生活を支えることにもつながっています。ですからみんなの生活を支える漢方は『三方よし』の薬といえると思います」

在宅医療における漢方治療は補剤がベース

先生は在宅医療における漢方治療は補剤を中心に組み立てているという。

「高齢者やがんの患者さんは気虚の方が多いため，食欲不振を訴える場合には，あえて同じベクトルを持つ補気剤の六君子湯や補中益気湯などを組み合わせて使用することがよくあります。例えば，溝にタイヤがはまった自動車を脱出させるためには，最初にある程度大きな力が必要となります。それと同じように患者さんの状態が悪いときは，ドンと一点集中で補気を行うことで，その状態から抜け出す手助けをする必要があります。ただ気虚以外にもさまざまな病態の可能性が考えられますので，漢方治療を行うにあたっては優先順位をつけなければいけません。気血両虚・瘀血・水滞など体のさまざまな病態のバランスをみて処方の調整を行うようにしています。

特に高齢者の場合，フレイルも考慮に入れ『きちんと食事が摂れているか』『日常生活での活動量を維持できているか』『社会性についてどのような状況にあるか』などについて詳しくお話をうかがうようにしています。そして，それらに問題がある場合，漢方で何かできることはないかと考えていきます。その際に重要な手がかりとなるのが，漢方医学における補脾と補腎の考え方です。補脾とは消化機能を高めることで，漢方薬を用いて胃腸の働きをよくすることで栄養状態の改善につながります。また，栄養に関しては，腸内環境を考えたうえでヨーグルトや甘酒といった発酵食品とともに，食物繊維を多く摂っていただくようにしています。腸内環境がよくなると，漢方薬の吸収や働きがよくなりますし，免疫力の向上が期待できます。治療にこうした漢方医学の考えを取り入れることは，患者さんのかぜや気管支炎・誤嚥性肺炎などの感染症のリスク低減にも役立っていると思います。また，漢方医学では生まれたときから持っている『先天の精』が加齢とともに減ることで腎の働きが弱ると考えられています。この状態を腎虚と呼びますが，頻尿や腰痛などに関係していると考えられていますので，腎虚に対して使用する補腎剤を使う機会も多いです」

漢方は痛みだけではなく家族関係も治す

在宅医療における疼痛治療で漢方を活用できる

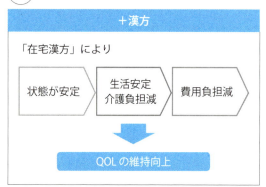

図2　漢方を使って生活の安定を目指す

場面は少なくないという。これまで先生が経験された数多くの症例のなかで特に印象に残るものを紹介していただいた。

「80代の認知症の女性でしたが，診療のたびに『お腹が痛い』『足が痛い』『頭が痛い』と毎回違う場所の痛みを訴えていて，あるときは頭を押さえながら『先生，お腹が痛いです』と話していました。ご家族にお話をうかがうと，夫に対する不満や息子夫婦との関係がうまくいっていないことなどから常に家族に怒りをぶつけていたそうです。明らかな認知症の症状がみられましたので，ドネペジル塩酸塩と抑肝散加陳皮半夏を使用しました。また，ちょうどその頃，デイサービスに行くようになり話し相手となる友達ができたそうです。それからしばらくすると痛みを訴えることがなくなりました。その患者さんの痛みの背景には家族に対する怒りや不安があり，話し相手ができたことでそれらが解消され，そこにいいタイミングでドネペジル塩酸塩と抑肝散加陳皮半夏を出したことが功を奏したのではないかと思います。

女性が痛みを訴えることはなくなり『調子はどう？』と聞くと『絶好調！』と答えるようになりました。私は認知症はあっても，家族と一緒にお家で生活ができる程度であれば，よいのではないかなと思っています。実際にご家族からも，以前はBPSD（認知症の行動・心理症状）で困っているとの相談がありましたが，最近はそれもなくなりましたので……。

しかし，もともと小柄なおばあちゃんでしたが，最近になって少し食事量が減ってきて，血液検査でも軽い貧血がみられました。体調が悪くなって，デイサービスに行けなくなると家族との関係性が悪くなって，再び痛みの悪循環に陥ることが懸念されました。そこで，治療の次の段階として，いかにデイサービスを継続できるかを中心に考えて，漢方薬を抑肝散加陳皮半夏から十全大補湯をベースにして六君子湯と牛車腎気丸に変更しました。高齢者のなかには貧血のためにフラフラして転倒→骨折→寝たきり→認知症の進行というようなケースもありますので，今は，デイサービスに行けるようにADLを維持して，動ける状態をキープするためにも，先ほどお話しました補脾補腎を中心とした漢方を使っています。

最初は『痛い，痛い』と不満や怒りを表していましたが，おばあちゃんが元来の明るさを取り戻したことでご家族との良好な関係を再構築することができたようです。この方の場合，痛みの治療として直接的に漢方薬を使ったわけではありませんが，結果的に痛みの改善だけではなく，家族関係の修復にも役立ちました。漢方治療を通じて家族の『生活を支える』ことで，みんなのハッピーにつながったのではないかと思います」

命を最後まで使い切るための漢方

在宅医療で漢方を使用していると，その効果を実感することが多いと先生は話す。

「80代の女性が，大腸がんの術後に肝細胞がんが出現し，ダブルキャンサーとなり主治医からは『予後1カ月。突然死も十分ありえます』と告げられ，最期を自宅で迎えるために2019年の5月から在宅医療を開始しました。『病院ではあまりご飯が美味しくなくて食べられなかったから，お家に帰ったらお家のご飯を食べたい』ということでしたので，六君子湯と十全大補湯を中心として処方を考え，退院直後は柴苓湯も使いました。肝細胞がんの腫瘍マーカー（PIVKA Ⅱ）の基準値は40mAU/mL未満ですが，在宅医療を始めた頃の数値は約4,600，1カ月後には約9,500，さらにその1カ月後には35,000を超えていました。また，血清アルブミン値も基準値の3.8〜5.3g/dLに対し退院直後2.5とかなり低いものでした。一般的にこれだけ数値が悪化すると腹水がたまり苦

特集　生活を支える在宅医療

しむことが多いのですが，この方は動くこともできますし，わりと大きな声で話すなど元気な様子です。血清アルブミン値に関しては，在宅医療を始めて3カ月たっても2.4とほぼ変わっていません。退院直後は，主治医からの宣告もあったのか，表情も暗かったのですが，在宅生活も3カ月が過ぎて，笑顔も見られるようになって，お盆にはご馳走をたくさん食べられたようです。今は，私にも『2020年の東京オリンピックを見たいからそこまで生かしてくれ』と話しています。

『がんは最後の2カ月に急速に状態が悪くなる』といわれていますが，家族も急激な変化を受けいれられないまま，最期を迎えることとになり，つらい思いをするケースも少なくないかもしれません。漢方を身体を支える方向，生きる力を補う方向で使うと，この患者さんのように病院ではあまり食事が摂れなかった方でも，少しずつ食べることができるようになります。そうすると，諦めかけていたけれど，もう少しいけるのでは，という気持ちが出てくることで，患者さんにも家族にも笑顔が戻ってきます。この患者さんもそうですが，漢方を使うことで当初想定されていた死期を超えて生きられるケースが少なくありません。残された時間をよい時間にできれば，患者さんは家族とゆっくりとお話をしてお別れをすることもでき，家族は心の準備をすることができます。

これは，あるおばあちゃんを看取ったときの看護師からのメールです。

『……最期のケアを……摘便で普通便がたくさん出たので，息子さんがしっかりと食事をさせてあげていたのだと思いました。尿もきれいな黄褐色で，スキントラブルもなく……』

このおばあちゃんは，最期の日も少しだけの食事と漢方を口にして亡くなりました。お家でご家族とともに生きて，穏やかな最期でした。私は，終末期まで漢方を使っている患者さんをみて特に感じることは，『最後まで，漢方は身体の恒常性

を保つために役立っているのではないか』『漢方は命を最後まで使いきる力になっているのではないか』ということです。

終末期には，オピオイドの使用量が増加することもありますが，補剤をしっかりと使ったケースでは，比較的使用量が少なくてすんだケースも経験しています。このように患者さんをさまざまな角度からサポートする漢方の役割はすごいなと感じています」

がん患者を漢方でサポートする

山口先生は，在宅医療もがんの患者も漢方では基本的に同じような治療を行うという。また，漢方はがんの終末期だけではなく，治療中の副作用で困っているがんの患者の支持療法にも活用できるという。

「がんは進行度に応じてガイドラインに沿った治療が進められていきます。しかし，治療で効果がみられない場合や，副作用が強く治療を継続できない場合には治療が終了になることもあります。そうすると，患者さんや家族は『もう治療の手段がない』と，とても落胆されます。そこで『漢方はがんを直接治す薬ではありませんが，治療の副作用を軽減したり，体調を整えたりするためには役に立ちますよ』というお話をすると，患者さんにも家族にも『まだ，できることはある』と希望を持ってもらうことができます。

がんの患者さんは，がんそのもの，もしくは侵襲性の高いがん治療を受けることで，急速に虚証化が進みます。ですから，患者さんには，そのことをわかりやすく伝えるために，『あなたは今，急速に老人化が進んだような状態にあるのですよ。食事が食べられなかったり，ちょっと動いてもしんどいと感じたりするのはお年寄りの特徴に似てないですか？』という説明をしています。

そういう状態の方に，どのように漢方を使うかと

漢方がととのえる「食う・寝る・出す」

いうと，先ほどもお話しました六君子湯や補中益気湯等の補気剤や十全大補湯や人参養栄湯等の補気血剤をメインにして，そこに八味地黄丸や牛車腎気丸等の補腎剤，桂枝茯苓丸や疎経活血湯等の駆瘀血剤，附子末等の温裏剤など加え，病態を考慮しながら処方を組み立てていきます（**図3**）。また，がんの患者さんには大きな精神的苦痛や不安が伴いますので，そこをきちんとケアしなければ抗がん剤などによる治療の効果にも影響を及ぼしかねません。そこで必要があれば抗うつ薬を使うこともありますし，半夏厚朴湯などの理気剤や酸棗仁湯などの安神剤を使うこともあります。こういう治療を行うと，身体の状態がよくなり，結果としてがんの治療が継続できるケースも少なくありません。

がんの支持療法を目的に当院に通院される患者さんの症例を紹介しますと，50代の女性が膵臓がんで抗がん剤治療を開始してから体温が35℃台になっていたそうです。その患者さんは，体温が下がったことをとても心配されていて，ご自身で体温を測ることを日課にしていました。その方には十全大補湯や人参養栄，牛車腎気丸，六君子湯，桂枝茯苓丸加薏苡仁等をそのときの状態に応じて組み合わせて処方しています。漢方を飲み始めてからは，体温がグッと上がり36.5℃を下回ることがなくなったそうです。するとある日，そ

の患者さんから『抗がん剤治療がうまくいき，腫瘍マーカーの数字が下がりました！』と連絡がありました。主治医の先生からは『もう抗がん剤での治療は難しいかもしれない』という説明を受けていたようですので，漢方での支持療法がうまくいった一例といえると思います」

日常の診療にぜひ漢方を取り入れてほしい

最後に読者の方へのメッセージをうかがった。

「日常生活において痛みがあると，動きが制限されるため特に高齢者は関節を動かしにくくなって拘縮が生じたり，痛みのため眠れなくなったりするなどQOL低下の大きな要因となります。また，それが原因で副次的に自律神経のバランスを崩したり，食欲の低下などを招いたりすることで体全体の状態を悪化させることにもつながりかねません。そのため，痛みは長期化させずに早く治すことが肝心です。痛みの治療には西洋医学的にもさまざまな選択肢がありますが，それらと漢方をうまく組み合わせ患者さんの生活シーンを考えながら治療を行っていく方が，より効果的な治療が行えるのではないかと思います。

また，在宅医療で患者さんの『生活を支える』という視点でみると，漢方を使える場面はまだまだたくさんあると思います。例えば，ご飯を食べられなかった患者さんが，在宅で漢方を服用してから『気がついたら自然とお腹が空いて，またご飯を食べられるようになりました』と言ってとても喜ばれることをよく経験します。基本的に在宅で診る患者さんは，虚証の場合が多いため補剤が適応となるケースが多いと思います。補剤は漢方を使った経験があまりない先生でも漢方の入り口として使いやすいので，日常の診療にぜひ取り入れていただければと思います」

図3 在宅漢方における基本治療

基本治療
補気剤 ＋ 補気（血）剤 or 補気（血）剤 ＋ 補腎剤
✚
駆瘀血剤・紅参末・附子末

［在宅でよく使っている補剤］
補気剤 ：補中益気湯・六君子湯
補気血剤：十全大補湯・人参養栄湯
補腎剤 ：八味地黄丸・牛車腎気丸
駆瘀血剤：桂枝茯苓丸・疎経活血湯

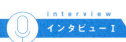

インタビューⅠ 現代医療における漢方の役割と今後に期待されること

痛みの病理・病態を漢方的視点で解き明かす

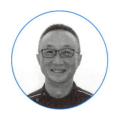

平田ペインクリニック 院長
平田 道彦 先生

1984 年	佐賀医科大学（現・佐賀大学）医学部 卒業
1993 年	唐津赤十字病院麻酔科 部長
2000 年	済生会日田病院麻酔科 部長
2007 年	平田医院 院長
2009 年	平田ペインクリニック 院長

　平田道彦先生は，麻酔科のスペシャリストとして長年にわたり疼痛治療に携わり，日本の漢方界を支える山田光胤先生と織部和宏先生に師事し漢方を学び，痛みの治療に漢方を積極的に取り入れ，疼痛漢方の確立と普及を進めてこられた。地元の福岡県で臨床家が漢方を学ぶ「漢方浪漫倶楽部」を主宰するとともに，全国で意欲的に講演活動等を行っている。疼痛漢方の第一人者として活躍される平田先生に，現代医療における漢方の役割や今後の果たすべき役割についてうかがった。

——聞き手：編集部

世の中の漢方に対する見方に変化が生まれる

——平田先生が，痛みの治療に漢方を取り入れるようになって約 20 年がたつということで，世の中での漢方に対する意識に変化はありましたか。

　私は現在，医療関係者向けの漢方情報を発信する『漢方スクエア』というウェブサイトで「痛みの漢方治療」に関する連載をしているのですが，とてもアクセス数が多いと聞いています。痛みは麻酔科やペインクリニックだけではなくすべての診療科に関わってきますので，痛みの漢方治療に対する関心が高いのだと思います。

　また，患者さんの漢方に対する意識も大きく変わってきたと感じています。クリニックを開業してちょうど 10 年になりますが，最初の頃は「治療は漢方で行います」と言うと，「えっ！」と戸惑う患者さんが多かったことを覚えています。それが今では，当クリニックを受診する患者さんの半数以上が，自ら調べて漢方治療を求めて来院されます。「いろんな西洋医学の治療でうまくいかなかったので，漢方がいいんじゃないかと思って来ました」と言う患者さんが少なからずおられます。

　当院は「平田ペインクリニック」と看板を出して，痛みの治療専門を標榜していますが，アトピー性皮膚炎や乾癬といった皮膚科の疾患をはじめ，そのほか痛み以外の疾患・症状の患者さんも多く受診されます。その患者さんたちに「専門で

はありませんから」と断ることはなかなかできません。なぜなら，彼らはすでに西洋医学的な治療を長く受けてきた末に，頼るところがなくなって漢方治療を求めて来られるのです。もちろん，関節リウマチをリウマチ専門医でもない私が漢方だけで診ることはしませんが，漢方治療に理解がある西洋医学の専門の先生と並診するかたちで診るようにしています。そして当院では関節の腫脹や痛みに対することはもちろん，体質や環境的な因子を探って漢方治療を行います。つまり，その疾患が発症している背景にも注意するわけです。「肩が痛い」という患者さんに，十分な漢方的な診察をせずに「はい，二朮湯（にじゅつとう）」というのであれば，それは漢方薬を使っているだけで，漢方的な治療ではありません。肩の痛みがなかなか取れないことの裏に，その患者さんの気・血・水の異常をはじめ，さまざまな失調があるはずだ，というスタンスで患者さんの全身を診て，置かれている環境も考えることが重要で，そこが漢方治療ならではの良さだと思います。

──疼痛治療の現場では一般的に漢方はよく使われているのでしょうか。

「漢方薬を使う」という意味では，疼痛治療においても漢方は広がったといえるかもしれません。しかし，「こむら返りは芍薬甘草湯（しゃくやくかんぞうとう）」のように病名漢方的な使われ方が多いように見受けられます。西洋医学の頭痛の教科書にも「片頭痛に呉茱萸湯（しゅゆとう）が効く場合がある」というように漢方薬のことが書かれています。ただ，どんな片頭痛に呉茱萸湯が効くのかということは書いていません。つまり，西洋薬の代替手段のひとつとして漢方が認識されている状況なのです。これでは，漢方薬本来の使い方として不十分ですし，うまく効かせることはできません。例えば，「女性でイライラがある場合は，とりあえず加味逍遙散（かみしょうようさん）」という

ような使い方をされることが多いですが，そうした使い方では治療に難渋するような慢性疼痛には全然歯が立たないことが多いのです。

しかし，近年こうした状況に少しずつ変化がみられるようになってきました。私が漢方の講演を始めた頃は，聴講されている方々も「本当に漢方は痛みに対して効くのかな？」と半信半疑だったのですが，最近は「漢方をもう少しよく効かせるためにはどうしたらいいか」という意識を持つ方が増えてきました。ですから，ファーストチョイスの漢方薬は使いこなせているけれども，「次の一手」で壁にぶつかってしまっている方が最近は多い印象です。ウェブサイトの連載では，「疼痛漢方で壁にぶつかった際にはこうしたらいいですよ」ということを私なりにまとめています。

──疼痛治療で漢方を活用するためには，どのようなことが必要だとお考えでしょうか。

まずは，それぞれの漢方薬がどのような患者さんに適応となるのかを知ることが肝心です。例えば，片頭痛に呉茱萸湯を使う場合は，体力はあるか，冷えはないか，などいった呉茱萸湯が適応となる注目ポイント，つまり「呉茱萸湯証」の診方を覚えなければいけません。そのため，漢方を指導する場合，片頭痛には，こうした部分に注目すると呉茱萸湯のヒット率が上がりますよ，という情報をしっかり提供していくことが大切だと思います。

ここ最近，疼痛の漢方治療は少しずつ進展がみられていると思います。日本疼痛漢方研究会学術集会の演題を見ても，一昔前は，「ある患者群を何人集めて，方剤を使ってみたらどうだったか」といった発表が多かったのですが，最近では「漢方医学的にどういう部分に注目したら方剤がよく効くか」といった内容が増えてきました。それだけ，漢方医学的な視点で診察を行う先生方が増えてきたのだと思います。

漢方が新たな病理・病態を解明するカギに

——西洋医学において漢方はどのように位置づけされていると感じていますか。

　ペインクリニックの領域では，漢方はまだ十分に認知されていないと言わざるをえません。例えば，帯状疱疹後神経痛でアロディニアが認められる場合に，私はよく六味丸と麦門冬湯を併用するのですが，とても高い確率で奏効します。しかし，『ペインクリニック治療指針』では，漢方について一言も触れられていません。もし治療指針に書かれた治療をして100％の患者さんが治るのであれば，わざわざ漢方治療を求めて当院を受診する患者さんはいないと思います。たしかに，漢方医学は個別化治療であるためエビデンスの構築が困難な一面がありますが，これだけよく効く漢方薬があるのに，それが治療指針に記載されていないことに疑問を感じます。

　こうした状況の中で，漢方治療を行うことは西洋医学とは違った視点から病理・病態の解明につながるのではないかと考えています。例えば，帯状疱疹後神経痛のアロディニアに六味丸と麦門冬湯の併用が奏効することはかなり知られてきたと思いますが，なぜ効くのかとなると，まるで解っていません。「六味丸と麦門冬湯の併用が生む薬理作用はアロディニア発症機序のどの部分に発現するのか」と考えることは，漢方薬の薬理を新しく考えることはもちろん，アロディニアの病理を別な面から捉え直すことにつながるのではないでしょうか。漢方医学は西洋医学を補完するだけではなく，西洋医学では明らかになっていない病理・病態を提起する役目も担っているのではないかと思います。

——具体的には，どのようなことがわかってきたのでしょうか。

　当院を受診する患者さんの中には，起立性調節障害で親が何度起こしても，どうしても起きられず学校に行けないというお子さんがいます。専門施設で治療を受けたり，症状がひどい場合は精神科を受診したりしますが，なかなか改善がみられません。そうした悩みを抱えるある一人の患者さんを漢方的に腹診していると治打撲一方の圧痛と葛根湯の圧痛があったのです。「これは何か外傷の既往があるのではないか？」と私は思いました。そこで，あらためて起きられなくなった頃のエピソードを尋ねると，「友人とふざけていて，激しく倒れて頭を打って首を痛めて以来起きられない」と言うのです。「この患者さんの起立性調節障害は頸椎に問題があるのではないか？」と思い，X線写真を撮ると案の定，ストレートネックの状態でした。私はこの子どもの自律神経失調には頸椎が絡んでいるのではないか，と考えました。

　そこで腹診所見を参考に，治打撲一方と葛根加朮附湯を併用したところ，みるみる改善し，1年以上悩んでいた「起きられない」ことはすっかり解決したのです。その後も似たような症例を経験して起立性調節障害に頸椎の異常が関係することがあるという確信を得ました。この考えを小児の自律神経失調にも造詣の深い惠紙英昭先生（久留米大学医療センター 副院長・先進漢方治療センター教授）にお話したところ，関心を持ってくださって多くの症例で頸椎を調べられたのです。するとたしかに，頭頸部の外傷を機に「起きられなくなった」子どもがいることがわかり，現在は惠紙先生の外来では必ず頸椎のX線写真を撮るようにされています。

　起立性調節障害に頸椎の異常が関与することなど，西洋医学的に診察していっても果たしてそんな答えが出てくるでしょうか？ これは漢方的な

診察，しかも腹診からヒントを得た新しい知見といえるでしょう。こうしたことは西洋医学だけではわかりにくいことですし，そういう意味では新しい発見ですよね。もし，頸椎の異常に着目した治療で起立性調節障害が改善するとするならば，自律神経に対して頸椎がどのように関与しているのか，見直すきっかけになるのではないかと思います。こうした漢方の応用というのは，西洋医学と漢方医学の両面から患者さんと疾患を診てこそ発見できるものだと思います。

私が師事する織部和宏先生（織部内科クリニック）は，西洋医学における病態理解を漢方医学的な視点で見直すことの重要性を述べられています。例えば，降圧薬として使用されるカルシウム拮抗薬，β遮断薬，利尿薬，アンジオテンシンⅡ受容体拮抗薬（ARB）などのさまざまな薬の選択に漢方の「証」の考えを取り入れることで，より効果的かつ副作用が少ない治療を行うことができることを示されています。私はこうした西洋医学にはない新たな視点を，痛みの世界でも積極的に取り入れていきたいと考えています。

漢方だからわかることがある

——最近，疼痛治療を受ける患者さんには，どのような傾向がみられますか。

患者さんが体にいいと思ってしていることが，実は漢方医学的にはよくないということがよくあります。一番多いのは食生活においてです。

ある高齢の患者さんのめまいがなかなかよくならないことがありました。何かおかしい，と思って，何か毎日口にしているものはないかと尋ねると，その患者さんは，少し得意げに「私は健康には人一倍気をつかって，毎朝ヨーグルトとバナナを1本，夜は野菜ジュースを欠かしません」と話しました。

「下痢をしませんか」と尋ねると「下痢ですけど，便秘よりいいですから」とのこと。驚いた私は，その食生活が体を冷やしてしまっていて，漢方の効き目が薄くなっていることを説明したことがあります。野菜ジュースがすべての患者さんに悪いというわけではありませんが，もともと冷え症がある方が体を冷やす性質のものを多量に摂るとますます冷えが進み，漢方薬の体を温める作用も十分に働かないことになりかねません。そうしたケースでは「ご高齢の方が体を冷やす飲みものをたくさん飲むのはよくないですよ」と養生的な視点から食生活の指導を行うことがあります。また，同様にサプリメントについても，患者さんがよかれと思って摂っているものが健康に問題を起こすことがあります。そのため，診察では「薬だけではなく，飲んでいるものは全部教えてください」と患者さんに必ず聞くようにしています。

また，最近特に増えてきたのが，スマートフォンの使いすぎによる首や肩の不調やその周辺症状を抱える患者さんです。いわゆるストレートネックや「スマホ首」と呼ばれるものです。頸椎の異常は頭痛や首・肩の痛みを引き起こし，自律神経のバランスの乱れの原因になってさまざまな不調を起こします。そうした患者さんには，スマートフォンの使用を控えるようお話したり，使用時の姿勢の指導をしたりするようにしています。また，さまざまな改善策を実施する中で，場合によっては枕の高さにまで言及することもあります。このように頸椎の異常からくる症状は漢方医学の養生的な視点も含めたケアをしていかないと，薬だけではよくならないことが多いですね。

さらに，近年，高齢化や核家族化が進む中で「老老介護」が増えており，70代が90代を介護するということは今や珍しいことではありません。そうした環境的に特殊な背景のある患者さんには普通の治療を行っても歯が立たないことがありま

す。例えば，老老介護をしている患者さんの腰の痛みに，高齢者の腰痛でよく使われる八味地黄丸だけではうまくいきません。やはり老老介護に伴う多大なストレスや心身の疲労に目を向け，そこから治療の糸口を探ることが重要なのです。簡単に治らないとき，疾患や症状の裏に潜むものに着眼して治療を考えることが大変大事です。それを見つけ出すことが漢方のワザということかもしれません。

また，西洋医学では問診で患者さんが話す内容と臨床所見，検査の数値等から診断をしますが，漢方医学では四診をもとに診断を行います。患者さんは医師を前にして，話したくても話せないことや，話したくないことがありますが，これらが四診によってわかる場合があります。例えば，睡眠の状況は脈診からある程度わかります。患者さん自身はよく寝ていると思われていても，脈診所見は十分な睡眠がとれているとは言いがたい脈のことがあります。あらためて問診をすると，患者さんが睡眠時間は十分だと思っていても何度も途中覚醒していることがあります。西洋医学的な脈診では睡眠不足はわからないと思います。しかし，漢方医学には西洋医学では把握できない情報を得る方法があり，それは漢方医学の大きな強みでしょう。

漢方を使うことで疼痛の治癒率は高まる

──平田先生はもともと漢方に対して批判的だったとお聞きしましたが……。

批判的なんてもんじゃないですよ。「あんなものは……」という感じで否定していました。当時は，西洋医学的な治療だけでなんとかなる，と考えていましたし，神経ブロック療法の技術にも自信がありました。ですから，それ以外の治療法には目が向かなかったということもあります。ところが，西洋医学的な治療ではまったく歯が立たない患者さんと出会い，困り果てた末に辿り着いたのが漢方です。

勤務医の時代に帯状疱疹後疼痛の高齢の患者さんがおられたのですが，何をやってもうまくいかず寝たきりの状態でした。私は漢方の知識がまったくなかったのに，そのときたまたま文献で目にした麻黄附子細辛湯を使用したところ，翌日には起き上がって病棟を歩くことができるようになりました。「いったい何が起きたんだろう！」と目が点になるほど驚きました。昨日まで寝たきりのような状態だった患者さんが，翌日歩いて私に向かって手を振っている姿を見たら，「漢方なんて効かない」とは言えなくなってしまったのです。結局，それがきっかけとなり漢方の世界に入りました。その後すぐに，織部和宏先生が主宰する織部塾に入門し，本格的に漢方を学ぶようになりました。

──漢方を疼痛治療に取り入れてからどのような変化がありましたか。

当クリニックに来られる患者さんの多くは，すでに西洋医学的な治療をいろいろと受けて効果のなかった方です。延々と鎮痛薬や鎮痛補助薬を服用して，効果がないばかりか副作用で辛い思いをしておられます。治療に要する期間はそれぞれですが，そうした方に漢方薬を使うと，まるで様子が変わってきます。痛みやしびれがよくなることはもちろんですが，「元気になった」「長年の便秘がよくなって嬉しい」と痛み以外の症状も改善して，心身ともに健康になっていく方が多いわけです。そういう姿を見ると，私も嬉しいです。

それから，治療者として踏ん張りがきくようになりました。患者さんみんながスイスイよくなる

わけではもちろんありません。私の実力が足りないため，なかなか軽快しない患者さんもたくさんおられます。そのとき，八方塞がったように感じていても，私がまだ辿り着けていない漢方医学的な病理・病態があるはずだ，と信じて治療に臨んでいけるのは漢方のおかげです。そのために新旧の文献を読み，栄養医学などの知見も取り入れ，さらには民間療法的な治療も頭から否定しないで研究する。治療者としての幅を広げたいと思っています。

それができるのは漢方医学という深く広い医学体系の中にいることと，漢方で繋がっている師匠や仲間がいるからです。

漢方治療を実践的に指導してくれる師匠が必要

——漢方初心者の先生はどのように漢方を学んだらよいのでしょうか。

自分で勉強する場合は，良書を2～3冊選んでその内容を読み込むとよいと思います。また，いろいろな機会を捉えて漢方の講演会やセミナーなどに参加して見聞を深めていただければと思います。可能でしたら各地域で漢方界を牽引するようなリーダーについて勉強をするのが一番だと思います。私は織部先生のもとで学んでいなければ，けっして今のような漢方医にはなれなかったと思います。

あとは実践で，ひとつの処方を使ってみてその反応をみながらトライアンドエラーで学んでいくしかありません。漢方浪漫倶楽部で一緒に勉強している先生方も，自分たちの外来や病棟の実践の場で試して「効果が出ない」「いまひとつ」という症例を倶楽部で発表したりしながら，漢方的な診方を修正していくわけです。そうした実践を繰り返しながら，効果的な漢方の使い方を身につけていくのです。師匠と漢方の仲間を持つことは大変大事だと思います。

——先生のもとで漢方を勉強されているのは，麻酔科やペインクリニックの先生が多いのでしょうか。

麻酔科の先生はもちろん，さまざまな診療科，専門分野の方々が来られます。各先生は臨床で漢方を活かすため，高いモチベーションで研修に臨んでいます。さまざまな診療科の先生が研修に来ることは私にとっても大きな刺激となっています。私が専門にやってきたと言えるのは痛みの治療の分野だけですので，症状によってはまるで治療法の見当がつかないようなことがあります。そんなとき，陪診に来られている先生から適切なアドバイスをもらったり，それが漢方的な診断の参考になったりして，大変助かっています。

今の若い先生方は，大学ですでに陰陽虚実などの漢方医学の基本概念などについて学んでいると思います。しかし，卒後の教育では漢方が抜け落ちてしまいます。ペインクリニックの世界では治療指針はバイブルのような扱いで，それに則って治療を行うのですが，そこには漢方治療について書かれていないため臨床で漢方を使う機会がないのです。そうした状況を踏まえて，2019年7月に世良田和幸先生（渕野辺総合病院 病院長），中西美保先生（滋賀医科大学麻酔学講座 講師）と私の3人で，漢方医学からみた痛みの治療指針を1冊の本にまとめました（『すぐに使える痛みの漢方診療ハンドブック 現代に合わせた本格的な漢方薬の応用－病態と漢方薬の特性を捉える』，南江堂）。今回は，臨床ですぐに役立てられるようにハンドブック形式にしたため内容をコンパクトにまとめましたが，今後はより詳細な内容を追加したものも作りたいと考えています。

患者と医師が一緒になって出口を探る

——漢方の魅力とはなんでしょうか。

　山田光胤先生は「漢方は楽しい」とおっしゃっていますが，まったくその通りだと思います。漢方を使って治らない患者さんがいたとしても，その患者さんをどうしたらいいんだろうかと考えたり，いろいろ調べたりすることを「楽しい」と感じるのが漢方の世界です。漢方がなかなか効かない場合でも，「行き詰まって辛い」というより「どうしたらいいのだろうか？　何を見落としているのか？　何が足りないのか？」という気持ちになります。簡単には諦めない。患者さんのせいになどけっしてしない。患者さんが治らないのは自分の勉強が足りない，技量が足りないと考えるわけです。そして新たな眼で診察し検査をしていく。勉強し，調べ，師匠や仲間に相談する。そういうことは楽しいことです。

　漢方治療を長い間続けられている患者さんの中には「1年前と比べて症状はどうですか？」と聞いても，「あんまり変わりません」と答える方がいます。そう聞くとがっかりもするわけですが，そういう患者さんこそいろいろとほかの治療を試した末に，漢方に最後の期待を抱いているわけです。そういう患者さんと医師が一緒になって出口を探していくのが漢方治療だと思います。ですから，漢方医は患者さんに「ヒントになることがあるかもしれないですから，何でも言ってください」と話して，どんな些細なことからも治療のヒントを探していくのです。

　山田先生にご著書にサインをしていただいた際に，「要は治を期す」という言葉を書いていただいたことがあります。これは筑前の漢方医亀井南冥の言葉で「患者さんを治そう，という気持ちを持つことがまず大事である」という意味です。本当にその通りだと思います。患者さんを治そうという気持ちを持ち，それを最後まで貫き通すことが大切です。そうした気持ちに患者さんも応じて付いてきてくださるのだと思います。

これからの痛みの漢方治療のあり方

——これからの痛みの漢方治療のあり方を先生はどのようにお考えでしょうか。

　現代医療では，身体に必要な栄養素が多すぎても少なすぎても体に悪影響をもたらすことは当然のこととして知られています。しかし，漢方医学が生まれた時代には，まだ栄養についてはほとんど知られておらず古典でも栄養素に関してほとんど触れられていません。例外的に原南陽は『叢桂亭医事小言』で鍼砂湯を紹介しています。彼は鉄粉を加えた処方を創製し，鉄欠乏性と思われる症状に使っていました。原南陽に現代の栄養学の知識があったのではなく，経験的にある種のめまいに砂鉄がよいことを知っていたのではないかと思います。

　栄養学的な側面に限らず，漢方医学には弱い部分が当然あります。ですから，なにがなんでも漢方ひと筋で，という時代ではなくなったのかなという気がします。これからの疼痛漢方は，X線画像や各種の検査といった西洋医学的な手法を用いて「筋骨格の異常はないか」「肝機能や腎機能に異常はないか」「栄養学的に問題はないか」といったことを総合的に判断し，そのうえで患者さんを漢方医学的に診て治療を行うことが重要です。神経ブロックが必要なら施行し，同時に局所と全身を漢方的に診て治療を行う。それに加えて，食養生や生活改善の指導も行うといった総合的な診療が求められているのではないでしょうか。

interview インタビューⅡ 変わる日本の慢性疼痛治療

滋賀医科大学
学際的痛み治療センターの取り組み

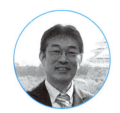

滋賀医科大学医学部附属病院
ペインクリニック科 病院教授

福井 聖 先生

1982年	山口大学医学部 卒業
1996年	滋賀医科大学麻酔科 講師
2008年	滋賀医科大学付属病院 ペインクリニック科 病院教授

　福井聖先生は，国公立大学の附属病院として初となるペインクリニック科の設立（2007年）に携わり，後進の育成・指導に注力してこられた。また，2013年に厚生労働省の慢性の痛み対策研究事業の一環として設立された「滋賀医科大学医学部附属病院学際的痛み治療センター」で難治性慢性疼痛について多くの研究を行うとともに，新たな治療法の開発等にあたってきた。慢性疼痛の臨床と研究の第一線で活躍する福井先生に，日本における慢性疼痛の現状や課題，同センターにおける取り組みなどについて話をうかがった。

———聞き手：編集部

痛みには生物学・心理学・社会学からのアプローチが必要

——そもそも「痛み」とは何なのでしょうか。

　「痛み」は，急性疼痛と慢性疼痛に分けられ，急性疼痛は体の警報システムとしての役割を持ち，脳が痛みを感じることで傷ついた箇所の安静を保ったり修復を促したりします。慢性疼痛は，3カ月以上続く痛みで，何らかの原因で急性疼痛が慢性化したものです。神経システムの異常が引き起こす痛みであると考えられていて，器質的・機能的な要因に加えて心理・社会的な要因が関与していることが明らかとなっています。

　最近は，IT化によりパソコンやスマートフォン，タブレットなどの過度な使用が増えてきました。そうした生活習慣が異常な姿勢につながり，器質的かつ機能的な要因となって慢性疼痛を遷延化させるケースがみられます。また，慢性疼痛は，職場や学校，家庭，地域などでの人間関係といったさまざまな社会問題を背景とし，心理・社会的要因と器質的要因が複雑に絡みあっている場合がとても多いのです。そのため，患者が訴える局所の痛みに固執した従来の生物医学的アプローチでは良好な結果が得られないことがあります。そこでいま慢性疼痛治療に求められているのは，慢性疼痛を心と体の問題として捉え，生物学・心理学・社会学の各方面からアプローチを行うことです。

慢性疼痛による膨大な社会損失

――日本における慢性疼痛の現状についてお聞かせください。

日本では現在，成人の約15%に肩こり・腰痛・膝痛など運動器疾患による中等度以上の慢性疼痛があるといわれています。そこに神経障害による慢性疼痛を加えると患者数は約2,300万人となり，これは成人の約23%にあたります。慢性疼痛は食欲不振，睡眠障害などを引き起こし，生活全般にわたって大きな支障をきたします。また，意欲や集中力の低下を招き，前向きに考えることが困難になるため，家事ができなくなったり，仕事や学校に行けなくなったりして，ひきこもりになる場合もあります。

日本では，慢性の運動器疼痛患者の約10パーセントが就学・就労を制限されているという報告があり，1年間に294万人の有職者が痛みのために1週間以上休業したという調査結果もあります。慢性疼痛によるアブセンティイズム（休業）がもたらす経済損失は年間1兆8,000億円になるといわれており，いかに社会的に大きな損失となっているかが数字として表れています。また，高齢者は痛みがあると動けなくなることで寝たきりになり要支援・要介護状態になりやすいため，慢性疼痛が医療費や介護費にも大きな影響を及ぼしているのではないかと考えられます。そのほかにも，慢性疼痛によるプレゼンティイズム（生産性の低下）や医療費の増大，家族に与える負担の増加など数字に見えない部分でも莫大な社会的損失が発生しています。

厚生労働省が実施する『国民生活基礎調査』をみると，有訴者（病気やけが等で自覚症状のある者）の疾患で多いものとして，「腰痛」「肩こり」「手足の関節の痛み」といった運動器の痛みが上位にあがっています。年齢別では，少し意外なのですが高齢者ではなく30～50代の働き盛り世代が多いのです。職業別では，専門職などのデスクワークで多く，地域別にみると大都市圏ほど多い傾向にあります。これらのことから，慢性の運動器疼痛の発症要因は単純に筋骨格系への機械的負荷や損傷だけではなく，ストレスなど多くの要因が関与していることが示唆されています。

海外の研究では，重度の慢性疼痛を有する患者は痛みのない患者と比べて，死亡率が高く，循環器系と呼吸器系の疾患では特に高いことがわかりました。そのほかにも，慢性疼痛はがんや認知症のリスクを高めるともいわれており，人間の健康すべてに関係していることがわかってきました。このように，痛みが続くということは，生命を脅かすほどとても危険なことなのです。

学際的痛み治療の拠点を整備

――大きな社会的損失を生み出している痛みに対し，どのような対策が進められているのでしょうか。

欧米先進国では，比較的早い段階から医療経済学的損失や社会損失に注目し慢性疼痛に対する施策が行われてきました。その1つとして，OECD諸国では慢性疼痛における各領域の専門家が集まって診断・診療を行う「学際的痛みセンター」が設立され，おおよそ人口200万人に対し1施設が配置されています。そこでは費用対効果，経済への効果も含めてその有用性が証明されてきました。日本では，2011年度に始まった厚生労働省の「慢性の痛み対策研究事業」に基づき施策が進められてきました。その事業の一環として，当院では2013年に全国に先駆けて難治性慢性疼痛

に対応する「学際的痛み治療センター」を開設しました。現在，全国23カ所の大学病院に難治性慢性疼痛の診療拠点となる治療センターや専門外来が整備されています。

──「学際的痛み診療センター」はどのような役割を持つのでしょうか。

　日本でも慢性疼痛治療の体制が整備されつつありますが，専門外来での治療を要する患者さんは20万〜23万人いると予測されており，治療機関が圧倒的に不足しています。そのため，患者さんが適切な治療を受けられず，病院を転々とする「痛み難民」が問題化しています。当センターでは，そうした複数の施設で治療してもよくならず紹介されてくる患者さんが少なくありません。治療対象となるのは，腰痛，頸肩腕痛といった運動器疾患による痛みに加え，帯状疱疹後神経痛など各種神経痛，手術後の痛み，慢性頭痛，がんの痛みや原因がはっきりしない痛みなど慢性的な痛み全般です。

　治療にあたっては，痛み治療のエキスパートである麻酔科・ペインクリニック医，整形外科医，脊椎外科医，リハビリテーション医，看護師，理学療法士，臨床心理士など多職種が連携し，「痛みの学際的カンファレンス」を行い，患者さん一人ひとりに合った治療法を検討します。この治療方針をもとに，外来担当医が理学療法士，臨床心理士などと連携しながら診療を行っています。当センターが，さまざまな慢性疼痛に対応できるのは，こうした診療科を横断した学際的な診療体制を構築しているからです。患者さん一人ひとりを多方面から評価し，総合的に体と心の痛みを緩和することで，生活の質（QOL）や日常生活動作（ADL）の向上を目指しています。

　当センターの大きな特徴の1つとして「痛みの学際的カンファレンス」に参加する構成メンバーの豊富さがあげられると思います。メンバー

には臨床スタッフだけではなく基礎医学者が加わることで，慢性疼痛の病態発生機序についての研究を行い，新たな治療法の開発に向けた取り組みも行っています。また，当センターでは産業医との連携により，就労や社会復帰を支援する診療モデルの構築を進めています。例えば，慢性疼痛により働くことのできなくなった患者さんに対し，企業と産業医，痛みセンターの三者で職場復帰の時期を決め，そこから逆算してリハビリや心理ケアなどのプログラムを実施しています。さらに，産業医が社会福祉施設，企業の経営者や人事担当者などと調整を図りながら，リハビリ勤務を通じて復職につなげる取り組みも行っています。

　しかし，地域における慢性疼痛治療という観点では，当センターだけでは不十分なため，地域医療との連携が欠かせません。当センターは，関西地域の慢性疼痛診療の拠点病院としての中心的な役割を担い，地域の病院や診療所などとのネットワーク構築と人材の育成を進めています。例えば，滋賀県内では病院や診療所，介護老人保健施設を併設する医療施設，歯科医療，在宅医療・介護などとの連携を図っています。さらに県外の医療機関との連携強化も進め，質の高い医療を提供できる体制の構築を目指しています。

痛みの多面性を考慮した包括的なアプローチ

──治療にあたって痛みをどのように評価しているのでしょうか。

　痛みを的確に診断し治療を行うためには，痛みを正しく評価することがとても大切ですが，患者さんの協力が欠かせません。そこで大事な役割を果たすのが問診表です。問診表では痛みの状態や状況だけではなく，家族や普段の生活など多数の

質問項目が設けられています。そのため，患者さんが問診表に記入する負担を軽減するためにタブレット端末を使用するとともに，痛みの程度を数値化することにより客観的に把握できるように努めています（**写真**）。

また，問診では看護師が患者さんの日常生活の観点から家庭や仕事の問題などについて，ていねいに時間をかけて聞くことで患者さんと悩みや問題点を共有し診察に対するニーズをしっかり引き出しています。看護師による問診は1時間ほど行いますが，これだけ時間をかけないと多くの問題点を抱えている患者さんの難治性の疼痛に対応するのは難しいのです。しかし，当センターのように問診に十分な時間をかけられる施設は，日本ではまだ少ないのではないでしょうか。

——センターでは具体的にどのような慢性疼痛治療が行われるのでしょうか。

慢性疼痛の治療は目標により，大きく2つに分類されます。1つは「痛みを軽減する」ことで，薬物療法やインターベンショナル治療が行われます。薬物療法では，患者さんの症状に合わせて神経障害性疼痛薬や弱オピオイド鎮痛薬などに加えて漢方薬を使用する場合もありますが，それらが無効な患者さんも少なくありません。また，インターベンショナル治療は，炎症や圧迫などで痛みを伝える神経が敏感になっているか，痛みを感じやすくなっている状態を断つような治療で，代表的なものとして神経ブロック療法があります。近年では，X線やエコーなどの画像診断機器で患部を透視しながら治療する方法が普及しているため，より安全で正確な治療が可能となりました。そのほか，高周波熱凝固法，パルス高周波法，脊髄刺激療法など患者さんの症状やご希望に沿った治療を実施しています。

もう1つの慢性疼痛治療の目標は「生活習慣を改善し自己治癒力を引き出す」ことです。慢性疼痛の患者さんは，何らかの原因で生じた痛みに対峙できず，ネガティブな思考や破局的思考（catastrophizing）に陥り，思考だけではなく行動までもがネガティブになる傾向がみられます。そうすると，活動を制限してさまざまな行動を避けるようになり，その結果，身体活動性の低下，すなわち不活動状態に陥り，抑うつ症状も増悪し，ADLやQOLの低下といった能力障害も顕著になり，痛みの増悪や新たな痛みの発生といった悪循環を形成してしまいます（**図**）。この痛みの悪循環を断ち切るためには，慢性疼痛は痛くてもできるかぎり動かすことが必要なのです。そこで治療に取り入れられているのが運動療法と認知行動療法です。

運動療法では，理学療法士がていねいな身体評

写真

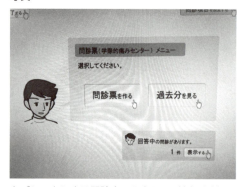

タブレットによる問診表の入力画面（左）と管理画面（右）。

図　慢性痛の悪循環 —fear-avoidance モデル—

組織／神経障害

身体活動性の低下，不活動状態

・機能障害
・抑うつ
・QOLの低下

軽快・回復

予防的な行動

不安

痛みに対する過敏応答

疼痛に対する警戒心・回避行動

痛み

楽観的に痛みと向き合える

防衛的な行動

恐怖

悲観的な解釈

不安や恐怖がない状態

不眠

痛みの破局的思考

(Vlaeyen JW, et al. Pain. 2000, 85, p.317-32.)

価を行い痛みの原因を特定し，安全かつ効果的な運動法を指導しています。また，長年の生活習慣や不良姿勢などがさらなる痛みの原因となっている場合がありますので，日常生活での正しい動きや姿勢などについても指導を行っています。このような運動療法を行うことにより，患者さんが自身で痛みに対処できるようになり，痛みにより失われた自信の回復につながることがわかってきました。また，認知行動療法では，臨床心理士との会話によるカウンセリングを通じて，患者さんに痛みがあっても心の持ち方をポジティブな方向へ向けられるようにお手伝いをしています。このように当センターでは，さまざまな手法を組み合わせ包括的な慢性疼痛治療を行っています。

痛みを脳機能画像で評価

——先生が研究されている「痛みと脳の働き」についてお聞かせください。

痛みは，不快な感覚・情動を伴う主観的体験でその捉え方は人それぞれで大きく異なるため，客観的評価を行うことが困難でした。しかし，近年は画像医学の技術が進み，機能的画像診断法が確立し，痛みの脳内機構に関してさまざまな知見が明らかになってきました。例えば，人間は自分の所属する集団から排斥されたときなど心理的・社会的なストレスを受け，心の痛みを感じると脳内の前帯状皮質という部分が活性しますが，fMRI（functional magnetic resonance imaging）の研究で，この領域が熱や痛覚刺激の際にも同様の活動を示すことが近年わかってきました。

私は，これまでの脳内機構の研究で明らかになった慢性疼痛の患者は健康な人に比べて前頭葉の灰白質の一部の体積が減少することに注目して，Voxel Based Morphometry（VBM[*]）を用いた脳灰白質体積の解析を行いました。

難治性慢性疼痛患者92人と健常人22人を対象としてVBMを施行したところ，恐怖，不安，怒りといった不快情動を司る扁桃体，島，小脳，嗅内皮質で灰白質体積の減少による機能低下がみ

られました。また，脳には痛みを抑制する下行性疼痛制御系と呼ばれる仕組みがあるのですが，これに関連する側坐核，前頭眼窩野（OFC）などでも灰白質体積に減少がみられました。つまり，慢性疼痛の原因の１つとして，脳の機能が十分に働かないことが関係しているのではないかということがわかったのです。脳の機能は，一般的な薬物療法ではよくならないケースが多いため，慢性疼痛の患者さんでは，脳の病態を考慮し破局的思考のケアや自己肯定感を高めるアプローチがとても大切なのです。

今後，これまではできなった脳機能画像による痛みの評価ができるようになれば，痛み治療はさらに大きく発展し，慢性疼痛の作用機序解明も大幅に進展するのではないかと思います。

＊ VBM とは，3D-核磁気共鳴装置（MRI）を応用した脳内組織の灰白質体積を非侵襲的に直接測定する画像診断法。

医療体制の構築と教育の拡充を

──センターでは，慢性疼痛治療をさらに普及・拡大させていくためにどのような取り組みをされていますか。

私は，これまで海外の多くの国で痛みセンターを見てきて，日本の慢性疼痛治療の現場と大きく違う点に気がつきました。それは，海外の痛みセンターでは，重症化した患者さんの割合がとても少ないことです。慢性疼痛は重症化すればするほど治療が困難になりますので，軽症のうちに対応することが最も大切なのです。しかし，日本では，慢性疼痛の患者さんの数に対して十分なケアを受けられる医療機関が圧倒的に不足しているため，患者さんが「難民化」する状況がなかなか解消されないのです。

なぜ，日本と海外でこれほどの違いがあるかというと，諸外国では国や健康保険組合が率先して慢性疼痛に対する施策を打ち出しています。例えば，オーストラリアでは散歩道に１km おきに運動器具を設置し，誰でも気軽に運動することで疼痛の慢性化を予防しています。また，子どもから大人までを対象にした痛みの教育や啓蒙活動などを行うことにより，医者にかからずに健康になるための取り組みが進められています。海外では，こうしたさまざまな施策により患者は軽症のうちにかかりつけ医を受診することができ，早期の治療が可能となるのです。もし重症化した場合でも，かかりつけ医から痛みセンターへのスムーズな移行ができ，痛みセンターでの治療後は再びかかりつけ医に戻すシームレスな医療体制がしっかりできています。当センターでは，こうした医療体制づくりを目指して，今後も地域の医療機関とのさらなる連携の強化を進めていきたいと考えています。

また，慢性疼痛治療における医療体制の構築とともに大切なのが教育の充実です。特に痛みに精通し，正しい診療ができる医療者の育成が急務となっています。当センターでは，ネットワークを活用して慢性疼痛を担う医師，看護師，臨床心理士，理学療法士などを対象に，痛みに関する講習会やセミナーなどを開催しています。学校教育については，山口大学・大阪大学・滋賀医科大学・愛知医科大学・東京慈恵会医科大学の５大学で，慢性疼痛教育を継続的に行い，学生教育とチーム医療のリーダーを養成することを目指して，慢性疼痛治療の実績を生かした教育プログラムを構築してきました。その成果として，慢性疼痛の集学的診療に豊富な経験を持つ各大学の講師陣による，系統だった共通のカリキュラムを学ぶ「慢性痛管理学コース」を開設しました。学部生，大学院生，医療従事者等を対象としたこの講座では，e-Learning でいつでも，どこでも学ぶことができ

ます。

さらに，当センターでは一般の方を対象とした慢性疼痛についての公開講座などによる啓発活動も行っています。将来的には，患者さんがITを活用して慢性疼痛を自己管理できるシステムの構築や慢性疼痛検診の仕組みづくりなども進めていきたいと考えています。

統合医療が今後の慢性疼痛治療のカギ

——今後，日本の慢性疼痛治療には何が必要でしょうか。

日本と海外の「痛みセンター」では，宗教，文化，医療制度，国民性などのバックグランドが大きく異なるため，海外の慢性疼痛治療の仕組みをそのまま日本に持ち込むことはとても難しいと感じています。そのため，日本に合った集学的治療の体制をどのように作り上げていくかが今後の課題ではないでしょうか。

先ほど，痛みの治療には生物学・心理学・社会学からのアプローチが大切であるとお話しました。しかし，そうしたアプローチからの治療が無効なケースも少なくありません。これまで慢性疼痛治療では緩和医療で大事にされているスピリチュアルな側面は見落とされがちでしたが，日々の難治性疼痛の臨床ではスピリチュアルな側面による痛みがとても多いことを実感します。そこで難治性の慢性疼痛治療のカギとなるのが，漢方や鍼灸などを活用した補完・代替医療ではないかと思います。実際にドイツでは，全人的な治療を目的に補完・代替医療が積極的に導入されていて，鍼灸，漢方薬，ハーブ，ホメオパシー，気功などさまざまな治療手段を取り入れ，慢性疼痛の治療に役立てられています。現代の日本社会における

複雑で多くの問題を背景とする痛みには，既存の「薬物療法」「インターベーショナル治療」「運動療法」「認知行動療法」といった治療法だけではなく，さまざまな補完・代替医療を加えた統合医療が必要不可欠だと感じています。

漢方による気づきが痛みを軽減

——代替医療の1つとして漢方をあげられていますが，慢性疼痛で漢方を使用する利点はどこにあるのでしょうか。

慢性疼痛治療では，患者さんの訴えに注目して局所だけを診るのではなく，背景にある家族関係や社会環境などを含めて患者さんを全人的に診ることが求められます。これはまさに漢方医学と一致する考え方だと思います。現在の慢性疼痛治療では，症状が多彩で要因が複雑なため多職種のチームによる学際的な治療が欠かせません。しかし，漢方医学の心身一如の考えに基づいて慢性疼痛の治療を行えば，一人の医師でもっと多くのことができるのではないかと思います。例えば，冷えなどに注目して漢方薬による治療を行った場合，痛みの要因となっている誤った食習慣，行動パターン，考え方などに対し患者さんの「気づき」が生まれることで，痛みの軽減につながり西洋薬が不要になることもあります。こうした冷え，イライラ，疲労感，フレイルといった西洋医学では病気とはいえないような状態に注目して治療ができるのも漢方のよさだと思います。

漢方は，日常診療でよくみかける不定愁訴に対し最適な選択肢であることがしばしばあります。特に慢性疼痛治療で重要な役割を担うかかりつけ医の先生方に，ぜひ活用していただきたいと思います。

慢性疼痛病因病機と治療

総論

総合内科専門医・
元 入江漢方内科クリニック吉祥寺 院長
入江 祥史

I. はじめに

　慢性疼痛には，多くの場合，原因となる疾患がある。しかし，治癒に持ち込むことのできるケースはさほど多くはない。また，原因疾患がはっきりしない慢性疼痛も少なくない。したがって，疼痛の緩解で善しとせざるを得ない場合が非常に多い。

　筆者は，長年臨床を行ってきた関係上，「手術を受けないと取れない慢性疼痛」や「現代医薬を使わないと取れない慢性疼痛」を抱える患者を多数診てきた。それらの患者のうち，漢方・中医学の治療を希望して受診する患者は，侵襲が強くて失敗すれば命に関わる可能性もある手術や，できれば現代医薬をその副作用への恐怖から避けたいという人ばかりである。あるいは「どこにも異常がない」と言われ，行き場のない慢性疼痛の患者も，けっこう混じっている。

　慢性疼痛の治療方法には，現代でも漢方・中医学というオプションはまだあるのである。そこで本稿では，慢性疼痛を漢方・中医学的にどう捉えるか，それをもとにどう治療するのか，を総論的にまとめることにする。

II. 疼痛の病因病機

　慢性疼痛の起こる機序については，現代医学でも盛んに研究されている。多数の機序があり，それぞれに応じた治療法がある。かなり複雑である。それらについては別の書に当たってほしい。それに比べると，漢方・中医学的な捉え方は非常に簡単である。

　疼痛の病因病機は次の2行に集約される。

> 不通則痛，通則不痛。
> 不栄則痛，栄則不痛。

　たったこれだけである。**これがすべて**である。疼痛の治療法も，これを理解していれば特にここで述べる必要もないはずだ。

　先の2行を読んですべてを理解できた人は，以下の文章を読む必要はない。そうでない人はすなわち初学者ということになろうから，以下基本的な事項から論じてみよう。

1. 通則不痛・栄則不痛

漢方・中医学では，気血が順調に通っている状態を健康だとする。こういう状態では当然，痛みを感じていない（**通則不痛**：通じれば，すなわち痛まず）。人体各部位は気血を十分に受けている。この状態でも，やはり痛みを感じていない（**栄則不痛**：栄なれば，すなわち痛まず）。栄というのは，不足しているものを補うということだ。

以上を視覚に訴えてわかるようにしたのが**図1**である。

なお，この図では車を血に喩え，荷物を気に喩えている。「血能載気」（血は気を載せて運ぶ）というわけである。なお，「気能行血」（気は血を巡らせる）ともいうように，**気と血は一緒に動くことが多いので**，気だけ，血だけ，と限定して考えすぎると，本質を見失うので要注意だ。

2. 不通則痛

しかし，何らかの原因で気血の流れが悪くなると痛みが生じる，というのが**不通則痛**（通じざれば，すなわち痛む）の考え方である（**図2**）。不通というのは，ちょうど土砂災害や交通事故などで，鉄道や道路が不通になるのと同じである。気血の流量が減るのである。だからその先に物資（気血）が行き届かなくなる。住民は痛み（各種の生活上の不都合）を感じることになる。

では，気血不通の状態が生じるのはどんな場合だろうか。

①外因（外邪）

気血の流れを邪魔するものがあれば，それらはすべて痛みの原因となる。風・寒・暑・湿・燥・火（熱）の六淫は，いずれも候補である。

（a）風邪

体表に襲い掛かることで，身体の浅い部分の気血の流れを留滞させることで，痛みを生じる。典型的なのは頭痛であろう。

（b）寒邪

これも体表に襲い掛かるが，すぐに深い部分にも侵入し，結果として体のいろんな部分の気血の流れを「凍えさせる」ことで留滞させ，痛みを生じる。冷えることで起こる関節痛，腹痛などがその例だ。

（c）暑邪・火邪（熱邪）

これも体表に襲い掛かるが，すぐに深い部分にも侵入し，結果として体のいろんな部分の気血の流れを「煮詰める」ことで留滞させ，痛みを生じる。炎天下で脱水を起こし，血栓が身体各所に飛んで詰まり，例えば肺梗塞を起こせば胸痛がする。

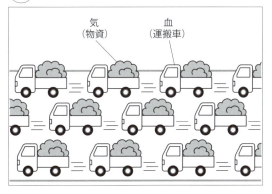

図1 「通則不痛・栄則不痛」

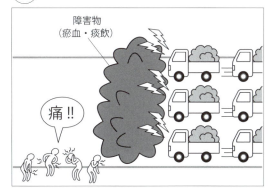

図2 「不通則痛」

(d) 湿邪・燥邪

それぞれ（a）～（c）の邪を助長することで、疼痛を蔓延させる。

湿邪は水の過剰を惹起し、痰飲を生成させ、とくに寒痰を産生させて気血の留滞を起こし、痛みを生じる。

燥邪は熱を惹起して、血や津液を煮詰めて瘀血や熱痰を産生させ、これが気血の留滞を起こし、痛みを生じる。

(e) 外傷

切創ではその部分で気血の寸断が起きるため、痛みを起こす。地震で道路や鉄道が寸断されたときに似ている。打撲では局所に瘀血ができ、これが気血の通行止めを引き起こすために、痛みを生じる。

②内因（内邪）

(a) 内生五邪

すなわち風・寒・暑・湿・燥・火（熱）の六淫と同じ性質の邪が、不健康な体の中で発生すれば、それは六淫を外感したのと類似の疼痛を引き起こしうる。ここではいちいち列挙しない。

(b) 五志七情

人間はいろんな感情を持つ。自然だ。しかしそれが過度になると、気血の留滞を起こしうる。肝・心・脾・肺・腎いずれの臓（五臓）も、胃・大腸・小腸・膀胱・胆・三焦いずれの腑（六腑）も、感情の動きが過度になれば機能が低下し、痛みを生じる。これらの臓腑機能失調によって、人体各所で気滞や血瘀、痰飲の生成などが起こり、気血の流れが堰き止められて疼痛が起こる。ストレスで胃が痛くなったり胸が痛くなったり、下痢や腹痛を起こしたり、というのがそれだ。

(c) 労倦・飲食不節制

働きすぎたり（労）、運動不足（倦）になったりするなど生活が不規則になると、気血の流れが悪くなり、あるいはその流通量が減るなどの異常を生じるというのが漢方・中医学の考え方である。

また、飲食が過剰になったり不足したり偏ったりすれば、体内に気血津液の過不足を生じる。

これらのうち不通則痛に相当するのは、気血の流れが悪くなる場合である。痰飲や瘀血、気滞などを生じると、これらが気血の流れを堰き止めるため、痛みが発生するのである。気血の虚脱とそれによる痛みについては、次の「3．不栄則痛」の項で述べる。

まとめると、

> ＜不通則痛＞
> 諸々の原因→気血の流れが滞る→
> 気滞・瘀血・痰飲の発生→痛みの発生

ということである。

3．不栄則痛

これは「栄ならざれば、すなわち痛む」ということである。先の車と物資、住民の例でいうと、そもそも栄（物資）が不足しているため、途中の鉄道や道路といったインフラが十全であっても、結局住民のもとにたどり着く物資が減って（不栄）、住民が辛い思いをする（痛）、あるいは物資はあってもそれを運ぶ車が少なければ、住民は同様に困る、といった状況である（**図3**）。長引く

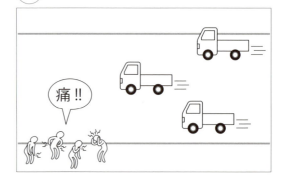

図3　「不栄則痛」

神経痛，腰痛などにこの例が少なくない。

漢方・中医学的にいうと，諸々の原因によって気虚，血虚が起きているために人体各所へ気血が届かずに，痛みを生じているのである。

では，気虚，血虚を起こすものは何かというと，これも外因・内因に分けて考えることができる。

①外因

身体は，六淫の侵襲を受けるや否やこれらと闘う。ここでよほど外邪が弱くない限り，味方の損耗も多少は発生する。この戦闘が膠着すると，敵味方ともに損耗が大きくなる。つまり，気血が減ってくる。気虚，血虚が起きるのだ。

なお，「気能生血」というように，気虚が生じれば二次的に血虚が生じる。また，「血為気之母」というように，血虚が気虚を生むこともある。

②内因

これも①と同じで，内邪による気血の損耗，気虚，血虚が起きる。労倦・飲食不節制で気血が不足すれば，当然気虚，血虚が起きる。

まとめると，

＜不栄則痛＞
諸々の原因→気血の産生量が減る，または損耗が起こる→気血の供給量が減る→痛みの発生

ということである。

III. 疼痛の治療総論

以上述べてきたことが理解できていれば，治療についてもすぐに理解できるはずである。

1. 不通則痛に対する治療

①気滞

理気（行気）法で対応すればよい。生薬でいえば，香附子・烏薬・厚朴・枳実・陳皮など一連の理気薬を用いる。処方でいえば，香蘇散・半夏厚朴湯・烏薬順気散などが代表例である。

②瘀血

活血（化瘀，理血，日本漢方では駆瘀血）法で対応すればよい。生薬でいえば，牡丹皮・桃仁・川芎・紅花・蘇木など一連の活血薬を用いる。処方でいえば，桂枝茯苓丸・桃紅四物湯などが代表例である。

③痰飲

化痰法で対応すればよい。ただし，寒痰・熱痰の違いで使い分ける必要がある。生薬でいえば，寒痰には半夏・天南星など，熱痰には貝母・栝楼仁などの一連の化痰薬を用いる。処方でいえば小青竜湯・苓甘姜味辛夏仁湯が前者の，柴陥湯・温胆湯などが後者の代表例である。

なお，①～③いずれの場合も，温めた方がよい（すなわち寒証の）場合は温熱薬を，冷ましたほうがよい（すなわち熱証の）場合は清熱薬を，それぞれ適宜併用する。疼痛治療によく用いられる附子は，前者の例である。

2. 不栄則痛に対する治療

①気虚

全身の気の量が足りないのは，気の産生不足か，もしくは漏出・逸失による。

気の産生を促すには補気法を採る。生薬では人参・白朮・茯苓などで，処方でいえば四君子湯あるいはその関連処方である。

気の漏出といえば，発汗・出血・下痢などによ

る場合が多いが，まずその漏れを塞ぐために固摂法を採る。生薬では黄耆・五味子・牡蛎などで，処方でいえば補中益気湯・玉屏風散・桂枝加竜骨牡蛎湯などである。

過度の労働（労）などによるものは，薬もよいが，まずは安静にして食事でしっかり栄養を摂り，気を養うという基本的なことを忘れてはいけない。

②血虚

全身の血の量が足りないのは，血の産生不足か，もしくは漏出・逸失による。

血の産生を促すには補血法を採る。生薬では当帰・芍薬・熟地黄などで，処方でいえば四物湯あるいはその関連処方である。

血の漏出といえば出血によるが，まず血の漏れを塞ぐために固摂法や収渋法を採る。血は単独で失われることはあまりなく，気虚を伴うことが多い。これは先にあげた「血載気」が参考になる。生薬では阿膠・艾葉・黄耆などを用い，処方でいえば芎帰膠艾湯・人参養栄湯・十全大補湯などである。熱邪に追われて出血する場合（迫血盲行）は，清熱薬である黄連・山梔子などを用い，適当な処方は黄連解毒湯・三黄瀉心湯などになる。

過度の労働（労）などによるものは，薬もよいが，まずは安静にして食事でしっかり栄養を摂り，気を養うという基本的なことを忘れてはいけない。

IV. おわりに

繰り返すが，疼痛の病因病機および治療原則は，「不通則痛，通則不痛。不栄則痛，栄則不痛」に集約される。とくに治療原則については，「通則不痛・栄則不痛」を次のように読み替えればよい。「通則不痛」はつまり「通じれば痛まない」のであるから，治療は「通じさせること」である。「栄則不痛」はつまり「補えば痛まない」のであるから，治療は「補うこと」である。以上である。

漢方・中医学を難しいと感じる人は多いが，現代医学の複雑さ，精緻さからみれば，非常に簡単とまではいえないにせよ，まだまだ把握しやすいと筆者は思う。その原理原則を押さえておくだけで，相当広い範囲に応用が利く。

難しいと感じるのはその用語にもあると思う。漢字ばかりなのでカオツキがいかにも難しそうに見えるだけなのだ。極論すれば，専門用語はどうでもよい。本論で述べたような喩え（気＝物資，車＝血など）をうまく用いて，原理原則を自分の頭でしっかり理解してさえいれば，全然怖がる必要はないのである。その中の疼痛治療だ。全然恐れることはないのである。

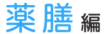

薬膳で「痛み」から遠ざかる

洗足薬膳お料理教室主宰　大田 ゆう子
（国際中医薬膳師・国際中医師）

　慢性疼痛というお題をいただき，ちょっと考え込みました。同じ中医学でも，疼痛緩和は鍼灸や推拿の得意分野で，薬膳で痛みを消失させるのはとても難しいからです。ところが先日，近所に住む女性からこんな話を聞きました。というよりも前屈みでとぼとぼ歩く彼女があまりに辛そうなので，声をかけてみたのです。

　彼女は64歳の専業主婦。会社役員の夫を支え，夫の両親と長年同居。ここ数年は高齢の両親の世話が大変だったようで，スーパーの大きな袋を下げて買いものから戻る様子や，車椅子に姑を乗せて病院に連れて行く姿をよく見かけました。その姑も，施設へ入所したところに今度は娘さんが出産で実家に戻り，生まれた孫の面倒をみる毎日。そこに背中の激痛が襲ったそうです。

　「ひどい骨粗鬆症ですって，病院で言われたの。前から腰が痛いなぁ，と思っていたけれど，赤ちゃんを抱いたときに無理な力がかかったみたい」

　定期的な治療が始まりましたが，強い薬を体が受けつけず長期間，その副作用に苦しむことに。別の薬でも，思うような骨密度の上昇は得られなかったそうです。「ともかく絶対に転ばないようにしなくちゃ。毎日ヒヤヒヤで怖いわ」

　溜息をつく彼女に，参考になればと薬膳の話をしてみました。

　中医学では骨をピンポイントで強化するのではなく，全体を捉えながら，骨を司る五臓の「腎」を補強すること。「腎」は老化にも関わるから，骨粗鬆症の場合は「補腎」をメインに，「強筋骨の薬膳」で。痛みに対しては，「活血化瘀という血を巡らす薬膳」でアプローチすると伝えました。

　そこで骨粗鬆症のために彼女がチョイスしていた小魚，乳製品（カルシウム），干し椎茸（ビタミンD），納豆（ビタミンKとイソフラボン），青魚や玉ねぎ（血液サラサラの食材）などに加えて，補腎陰の山芋・黒ごま・黒豆・黒キクラゲなど，補肝腎のイカ・エビなど，塡髄の骨付き肉やカツオ，強筋骨のうなぎ・五加皮，そして女性ならではの養肝養血として蓮根やすね肉を勧めました。特に痛みには，五加皮をシナモン・クローブ・氷砂糖とホワイトリカーに漬ける薬酒を，「ホームメイドしてみて！」と，紹介。山芋と納豆も，女性ホルモンの減少に起因する彼女の症状を考えると，毎日の食生活に加えたい食材です。

　食べものの幅が一気に広がり，なにより自分の体が必要とする食材を知って，彼女の顔が輝いたのはいうまでもありません。いままで家族の好物を作る料理をしてきた彼女にとって，これからは自分の体の力を湧き起こす料理を作ることが新たな目的になったのです。頑張りすぎた生活も，ゆっくりペースで過ごそうと決めたそうです。

　「痛み」に支配されると，食欲は失せてしまいます。食事で痛みを止めることは難しくても，体の力を守り育てていくのは毎日の食べものでしかできないことです。素材の力を集めた食事を作り，「おいしい」と感じる幸せ。そんな健康をもたらすのが薬膳の本領だと思うのです。

症例で見る 慢性疼痛治療　漢方編

慢性頭痛における漢方治療

らいむらクリニック 院長

來村 昌紀

はじめに

　頭痛における「慢性」の定義であるが，『国際頭痛分類 第3版』[1]では「痛みの用語では，慢性は3カ月を超える期間にわたり痛みが継続することを意味する。頭痛の用語では，原因となる障害自体が慢性である二次性頭痛（特に感染に起因するもの）においては同様の意味をもっている。（中略）反復性に生じる一次性頭痛においては頭痛（発作）が数日以上続くが3カ月には達していない場合であっても，慢性の用語が使用される。ただし，三叉神経・自律神経性頭痛は例外で，これらの頭痛では1年以上寛解することなく持続するまでは，慢性とはいわない」と定義されているが正直わかりにくい。今回は漢方を用いて奏効した症例の報告であるので，一次性頭痛あるいは鎮痛薬の使用過多による頭痛で，3カ月以上にわたって症状が連日ではなくても反復性に生じた例で，証に従い治療をした症例を提示させていただく。

漢方医学における慢性頭痛の考え方

　漢方医学的にみた頭痛の原因には気血水の異常からくるもの，例えば，気鬱，気逆などからくる慢性の頭痛，瘀血などからくる肩こりを伴う緊張型頭痛や更年期症状を伴う慢性頭痛，水毒による梅雨時や台風の季節などに悪化する頭痛などがある。また，五臓の失調によるものとして，ストレスなどで悪化する肝の失調や心の失調からくる頭痛，高齢に伴う腎の低下による頭重感や頭痛，脾の失調からくる頭痛などがある。今回はそれらの中から脾の失調による頭痛の症例をお示しする。

症例

患者　40代，女性。

主訴　頭痛，めまい，嘔気。

既往歴　特記すべきことはなし。

現病歴　以前から月に数回頭痛があり市販の鎮痛薬で治まっていたが，最近頭痛の頻度が増えて，ここ1カ月は市販の鎮痛薬を月に10日以上飲んでいる。また食欲がなく，体もだるく疲れやすい。ビアガーデンなどに行くとよく頭痛やめまいが起こる。ひどいと頭痛とめまいで嘔吐し，寝込むことが月に数回ある。頭痛に伴う明らかな前兆はない。

身体所見　西洋医学的には食欲不振があるため，胃がんや胃潰瘍などの消化管の器質的疾患を除外するため，消化器科にて胃カメラを施行するも軽い胃炎の所見のみ。だるさや疲れやすさがあったため血液検査を施行したが，貧血なし，肝機能障害なし，甲状腺機能も正常であり特記すべき異常所見はない。頭部CT，MRI，MRAでも異常所見

はなく二次性頭痛は否定。

漢方医学的所見　痩せて小柄。疲れた顔貌。冷え症で疲れやすく，声に元気がない。脈はやや沈んだ所にあって弱で小。舌はやや暗赤で白苔と一部白苔の剥離がみられた。腹診では腹力は3/5で胃部振水音を認め，足の冷えを認めた。

治療経過　冷え症で体のだるさがあり，声に元気がないことから陰虚証で気虚，食欲がないことから脾虚，胃部振水音があることから胃の水滞，舌の暗赤と足の冷えから軽度の瘀血もあると考えた。まずは気虚と脾虚を改善するべく，市販の鎮痛薬の使用を中止し，六君子湯5.0g/日分2（朝夕食前）より投与。頭痛発作時にはリザトリプタン安息香酸塩RPD錠10mg，ドンペリドンOD錠10mgの頓用を開始した。2カ月の経過で食欲が改善し，体のだるさもとれ，月の頭痛回数も六君子湯を飲む以前は，月に十数回（**図1**）であったが六君子湯を飲んで3カ月後には月に数回（**図2**）に減少。また，頭痛発作時もリザトリプタン安息香酸塩とドンペリドンの頓用で寝込むことはなくなり，日常生活にも支障がないようになった。ビアガーデンに行っても六君子湯を飲んでおけば，ほぼ頭痛，めまい発作もなくなっている。

考察

西洋医学的には，ビアガーデンに行ってビールを飲むと頭痛が悪化することから，『国際頭痛分類 第3版』の「分類4.5.2 冷たいものの摂取または冷気吸息による頭痛」に該当する可能性が考

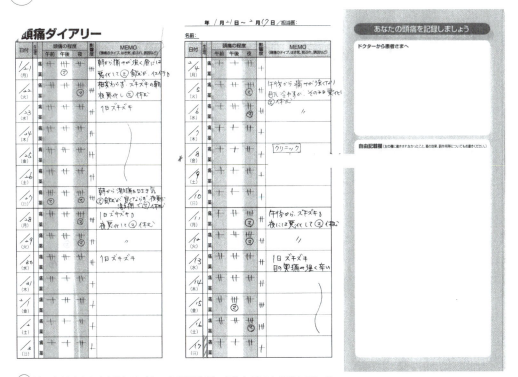

図1　来院時の頭痛ダイアリー

マはマクサルト®（リザトリプタン安息香酸塩）を飲んだことを表している。

えられた。これはアイスクリーム頭痛の別名もあるが，冷たいものを摂取した直後に誘発される頭痛で，寒冷刺激除去後10分以内に治まる頭痛である。しかし，この患者さんはビール摂取後すぐの頭痛ではなく，その後も頭痛が継続することから否定的である。また「分類8.1.3 アルコール誘発頭痛」の可能性もあるが，この患者さんはアルコール以外の冷たいものの摂取でも頭痛が誘発されることから否定的である。さらに，「分類A1.1 前兆のない片頭痛」の可能性については，この患者さんの頭痛はエピソディックであり動作で悪化すること，二次性頭痛が除外されていることから片頭痛の要素があると考えられ，実際に頭痛の発作時にはトリプタン製剤を頓用し奏効している。また，市販の複合鎮痛薬を月に10日以上使用し，その効果の減弱，頭痛頻度の増加があることから

「分類8.2 薬剤の使用過多による頭痛」への移行が始まっている時期とも考えられる。

一方，東洋医学的には疲れやすさ，体のだるさ，声に元気がない，足の冷え，冷たいものの飲食で頭痛，めまいが悪化することから陰陽虚実は陰虚証，気血水では気虚，胃部振水音などから胃の水毒，水滞があり，五臓では脾虚を認める。そこで気を補い，脾虚をよくする六君子湯を処方することで消化管の調子がよくなり，元気が出たものと考えられる。また，連用していた鎮痛薬の使用を中止したことで，さらに胃腸の調子がよくなり好循環になったものと考えられる。

最近では睡眠と関係がある神経伝達物質であるオレキシンの脳脊髄液中の濃度が減少すると頭痛が起こりやすいことが知られている[2]。そのオレキシンの濃度を上げる物質が食欲と関係するグレ

図2 六君子湯内服後3カ月後の頭痛ダイアリー

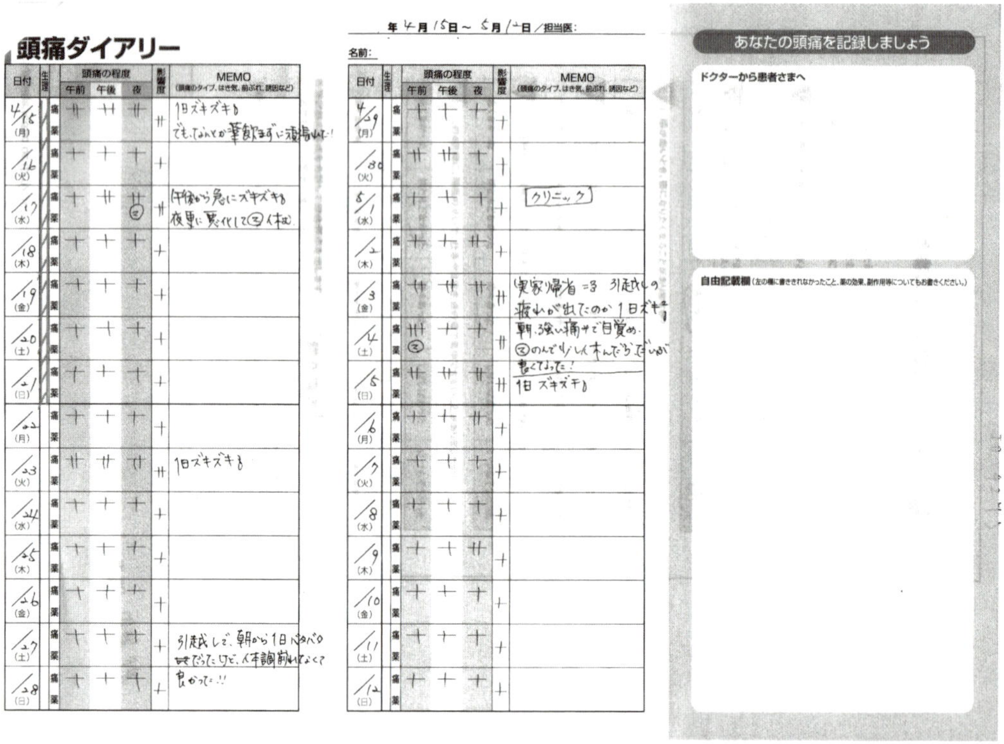

リンであることが報告されている。また六君子湯は血中のグレリンレベルを上げ，食欲が改善することがすでに報告されている[3,4]。

この患者さんではもともとの脾虚，気虚の状態にビアガーデンなどで冷飲食をすることにより，脾虚が進み，気虚の悪化も招き，頭痛やめまいを誘発していたものと考えられる。またその頭痛を治すために，解熱鎮痛薬を連用することでさらに脾虚の悪化を招き慢性頭痛になっていったものと考えられた。この悪循環を断ち切るために，まずは六君子湯で脾虚，気虚の状態を改善し，胃腸に負担のかかる鎮痛薬を中止し，片頭痛の専用薬であるトリプタン製剤を必要最小限の頓用で用いたことにより，慢性頭痛が軽減されたものと考えられる。

六君子湯の効能または効果として添付文書には，「胃腸の弱いもので，食欲がなく，みぞおちがつかえ，疲れやすく，貧血症で手足が冷えやすいものの次の諸症：胃炎，胃アトニー，胃下垂，消化不良，食欲不振，胃痛，嘔吐」とある。また，使用目標として，「比較的体力の低下した人が胃腸機能が低下して，食欲不振，心窩部の膨満感などを訴える場合に用いる。1）全身倦怠感，手足の冷えなどを伴う場合。2）腹壁の緊張が弱く，心窩部に振水音を認める場合」とあり，まさにこの症例にぴったりの方剤である。しかし，残念ながら六君子湯に頭痛の保険適応はない。著者は適応外使用を勧めるつもりはないが，患者さんの訴え，診察所見全体をみて頭痛治療に六君子湯を使うことは，証に従う漢方医学のやり方であると思う。筆者はこれまでに，小児では補気やお腹の調子をよくする方剤である小建中湯，大人では六君子湯の方意を含む半夏白朮天麻湯などでも慢性頭痛が改善する症例をよく経験している。

おわりに

日本頭痛学会が出している『慢性頭痛の診療ガイドライン（2013）』[5] を見てみると，慢性頭痛の治療に推奨される漢方薬として葛根湯・呉茱萸湯・桂枝人参湯・釣藤散・五苓散があげられている。ここにあげられた方剤を見てみると東洋医学的には呉茱萸湯・桂枝人参湯は胃を温めたり補気したりする方剤であり，釣藤散も六君子湯の方意を含む方剤である。このことからも，胃腸の調子をよくしたり，補気をしたりする方剤で一見頭痛治療に関係がないような方剤でも，頭痛の改善ができることがわかると思う。つまり，頭痛を治したい場合には，頭だけではなく，消化管の調子や冷え，睡眠，結局は体全体をみて調子を整えてあげることが，最終的には頭痛軽減につながるという視点を持って治療にあたることが大切だと思う。拙稿が先生方の頭痛の日常診療に少しでもお役に立ち，また頭痛で苦しむ患者さんたちが笑顔に戻れるようお役に立てれば幸いです。

(参考文献)

1）日本頭痛学会・国際頭痛分類委員会. 国際頭痛分類 第3版. 医学書院, 2018.

2）濱田潤一. 片頭痛の病態生理における中枢神経の関与—片頭痛の generator. 臨床神経. 2010, 50, p.994.

3）武田宏司・藤塚直樹・服部 智久ほか. 六君子湯の作用—グレリンを含めて（特集 漢方とアンチエイジング）. アンチ・エイジング医学. 2017, 13（6）, p.46-51.

4）（監修）武田宏司. 六君子湯のグレリンを介した食欲改善作用（特集 消化器内科領域で漢方薬を活用する）. 漢方医学. 2016, 40（3）, p.36-39.

5）（監修）日本神経学会・日本頭痛学会，（編集）慢性頭痛の診療ガイドライン作成委員会. 慢性頭痛の診療ガイドライン（2013）. 医学書院, 2013.

症例で見る **慢性疼痛治療** 漢方編

三叉神経痛に対して柴胡桂枝湯が有効であった1症例

佐世保共済病院 ペインクリニック麻酔科部長
境 徹也

はじめに

　三叉神経痛は，顔面の片側に短時間の電撃痛を生じる疾患である[1]。治療は主に，カルバマゼピンなどの抗痙攣薬，三叉神経ブロック，神経血管減圧術などで行われる[2-4]。今回，漢方薬である柴胡桂枝湯で痛みが軽減した三叉神経痛の症例を経験したので報告する。

症例

患者　81歳，女性。
主訴　右頬部痛，下歯茎痛。
既往歴　11年前に膀胱脱手術，2年前に高血圧症。
現病歴　6年前，洗顔時に「ビリッ」とする右頬部痛が出現した。脳神経外科にて頭部MRIが施行され，手術療法を勧められたが夫の介護中であったため手術を受けなかった。カルバマゼピンが処方され，内服で痛みは軽減していた。3年前，右頬部痛に加えて下歯茎痛が出現し，その後増悪したため当院脳神経外科を受診した。頭部MRIにて右側三叉神経根部に上小脳動脈が接触・圧迫する所見があった（図）。カルバマゼピン100mgを内服したが，痛みが軽減しないため当科紹介受診となった。
身体所見　右頬部と下歯茎部の痛みの性状は「チクチク」「ビリッ」とした痛みであり，その程度は数値評価スケール（NRS：Numerical rating scale）で8/10であった。『国際頭痛分類 第3版』の「三叉神経痛の診断基準」ならびに「典型的三叉神経痛の診断基準」を満たしていた（**表1・2**）。
漢方医学的所見　右胸脇苦満（＋），下腹部の冷え（＋），傍臍部圧痛（－），臍上悸（－），イライラ（－），肩こり（－），便秘（－），舌歯痕（－），下肢浮腫（－）。
治療経過　カルバマゼピンの効果が不十分であり，神経ブロック療法や手術療法の希望もなかったため，まずは柴胡桂枝湯7.5g/日分3を開始した。柴胡桂枝湯の飲み心地はよく，継続内服することができた。1カ月後，痛みの程度はNRSで6/10に低下した。2カ月後，洗顔と食事のときに痛みは出現するが，その程度はNRSで3/10になり，我慢できる範囲となった。3カ月後，痛み

図 頭部MRI所見

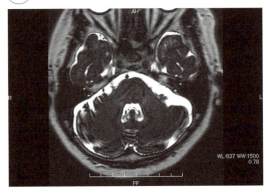

表1 『国際頭痛分類 第3版（ICHD-3）』での三叉神経痛の診断基準

A. 三叉神経枝の1つ以上の支配領域に生じ，三叉神経領域を越えて広がらない一側性の発作性顔面痛を繰り返し，BとCを満たす。

B. 痛みは以下のすべての特徴をもつ。
　①数分の1秒～2分間持続する。
　②激痛。
　③電気ショックのような，ズキンとするような，突き刺すような，または，鋭いと表現される痛みの性質。

C. 障害されている神経支配領域への非侵害刺激により誘発される。

D. ほかに最適な ICHD-3 の診断がない。

表2 典型的三叉神経痛の診断基準

A.「三叉神経痛」の診断基準を満たす片側顔面痛の繰り返す発作。

B. MRI 上または手術中に三叉神経根の形態学的な変化を伴う神経血管圧迫所見（単なる接触所見ではない）が実証されている。

の発作頻度は週に1～2回になり，柴胡桂枝湯を飲み忘れることも多くなった。4カ月後，柴胡桂枝湯の内服は 2.5 g / 日分 1 となり，痛みはほぼ消失したため終診となった。

考察

三叉神経痛は，小脳橋角部で三叉神経根が血管に圧迫された結果，神経の脱髄変性や過剰興奮が起こることで生じる[5]。治療としては，カルバマゼピンなどの抗痙攣薬，三叉神経ブロック，神経血管減圧術があるが，それぞれ，ふらつきによる転倒や肝機能障害，感覚低下，手術侵襲や術後合併症といったさまざまな負の側面もある[2-4]。三叉神経痛は高齢者に起こりやすいことを考えると，

治療選択に関しては特に慎重な対応が望まれる。

柴胡桂枝湯は柴胡・芍薬・黄芩・人参・甘草・生姜・桂皮・半夏・大棗より組成され，急性期を過ぎた熱性疾患による症状（頭痛・悪寒・関節痛・消化器症状など）に対して使用される[6]。一方，柴胡桂枝湯はてんかんに対する有効性が報告されている[7,8]。てんかんの痙攣の発生機序の1つに，抑制系神経伝達物質である GABA の作用の減弱がある。杉山らは，柴胡桂枝湯の成分が $GABA_A$ 受容体を介して Cl^- 電流を誘起することを明らかにし，この機序がてんかんの痙攣に有効と推測している[9]。三叉神経痛とてんかんは発生機序として神経の過剰興奮の点で共通しており，柴胡桂枝湯は三叉神経痛に有効である可能性がある。

砂川らは，ラットのオトガイ神経慢性疼痛モデルに柴胡桂枝湯を投与し，対照群に比べ有意な疼痛閾値上昇を報告している[10]。藤本は，三叉神経痛患者 39 人に柴胡桂枝湯を投与し，その有効性を検討した。効果の判定は，著効：NRS が 0 ～ 1 になったもの，有効：NRS が 2 ポイント以上低下した / カルバマゼピンが減量できた / 日常生活が改善した，のいずれかを満たすもの，無効，悪化の 4 段階で行われた。著効は 4 人（10.2 %），有効は 21 人（53.8 %），不変は 6 人（15.3 %）であり，悪化した症例はなかった[11]。

三叉神経痛に対しては，柴胡桂枝湯以外のさまざまな漢方薬の有効性も報告されている。山口は，三叉神経痛に対して漢方治療が行われた 23 論文の 151 症例について調査・検討を行っている[12]。使用された漢方薬は，五苓散系（五苓散・柴苓湯・五苓散加味方）81 症例，柴胡桂枝湯系（柴胡桂枝湯・小柴胡湯合桂枝加芍薬湯）43 症例，桂枝加朮附湯 10 症例，その他 17 症例であった。カルバマゼピンが不要になった / 痛み指標が 70 %以上軽減したものを著効，カルバマゼピンが減量になった / 痛み指標が 50 %以上軽減したものを有効，それ以外を無効として効果判定

した。著効は 39 症例（25.8％），有効は 69 症例（45.7％），無効は 43 症例（28.5％）であり，奏効率は 71.5％であった。

五苓散は代表的な利水剤であり，浮腫を抑制する作用を持つ。漢方医学的に見た場合，三叉神経痛は血管が三叉神経根に接触することで慢性的な浮腫が起こった状態であり，これに対して五苓散が浮腫を軽減させて症状も改善させると推測される[13]。堀口らは，三叉神経痛患者に対して漢方薬による随症治療を行い，有効であった 14 症例のうち 8 症例（58％）は五苓散（＋附子）であったと報告している。むくみ・めまい・口渇などのいわゆる水毒症状を呈する三叉神経痛患者には利水剤を投与すべきであると述べている[14]。

本患者では水毒はなかったが，胸脇苦満があったため柴胡桂枝湯を選択し，結果として痛みは軽減した。三叉神経痛は，冷たい風にあたることや，冷水での洗顔で症状が誘発されることもある。このような場合には，体を温める作用を持つ附子を含有する麻黄附子細辛湯や桂枝加苓附湯が有効である[13, 14]。患者の痛み以外の症状を参考にした随症治療を行うことは，痛みの誘因を取り除くことになるため，痛みを間接的に軽減させることにつながると思われる。

おわりに

柴胡桂枝湯が奏効した三叉神経痛の症例を経験した。三叉神経ブロックや手術療法などの侵襲的な治療法を行う前に，柴胡桂枝湯をはじめとした漢方治療を行う価値は十分にあると思われる。

文献

1）日本頭痛学会・国際頭痛分類委員会（訳）. 国際頭痛分類第 3 版. 東京, 医学書院, 2018.

2）Shindrup SH, Jensen TS. Pharmacotherapy of trigeminal neuralgia. Clin J Pain. 2002, 18（1）, p.22-27.

3）Peters G, Nurmikko TJ. Peripheral and gasserian ganglion-level procedures for the treatment of trigeminal neuralgia. Clin J Pain. 2002, 18（1）, p.28-34.

4）Elias WJ, Burchiel KJ. Microvascular decompression. Clin J Pain. 2002, 18（1）, p.35-41.

5）Devor M, Amir R, Rappaport ZH. Pathophysiology of trigeminal neuralgia: the ignition hypothesis. Clin J Pain. 2002, 18（1）, p.4-13.

6）高山宏世. 腹証図解漢方常用処方解説（第 60 版）. 千葉, 東洋学術出版社, 2017, p.28-29.

7）相見三郎・斉藤隆・松田健身. 柴胡桂枝湯による癲癇の治療. その成績と考察及び脳波所見に及ぼす影響について. 日本東洋医学雑誌. 1977, 27, p.99-116.

8）菅谷英一. 柴胡桂枝湯加芍薬（SK ; TJ-960）の抗けいれん作用のメカニズム. 神経精神薬理. 1990, 12（4）, p.237-245.

9）Sugiyama K, Muteki T, Kano T. The Japanese herbal medicine 'Saiko-keishi-to' activates GABA$_A$ receptors of rat sensory neurons in culture. Neurosci Lett. 1996, 216（3）, p.147-150.

10）砂川正隆・岡田まゆみ・郭試瑜ほか. 三叉神経痛に対する柴胡桂枝湯（TJ-10）の有効性. 麻酔. 2001, 50, p.486-490.

11）藤本真弓. 特発性三叉神経痛に対する柴胡桂枝湯の使用経験. 痛みと漢方. 2017, 27, p.148-151.

12）山口孝二郎. 顔面痛への漢方医療. 麻酔. 2017, 66（7）, p.708-714.

13）清川樹里・工藤琢巳・山本崇裕ほか. 三叉神経痛に対する微小血管減圧術前後の漢方の役割. 脳神経外科と漢方. 2015, 1, p.34-38.

14）堀口勇・大竹哲也・岡田貴禎ほか. 三叉神経痛に対して漢方薬が有効であった症例の検討. 日本東洋医学雑誌. 2003, 54（2）, p.383-386.

症例で見る **慢 性 疼 痛 治 療** **漢方編**

関節リウマチにおける漢方治療

聖路加国際病院リウマチ膠原病センター 診療教育アドバイザー

津田 篤太郎

はじめに

リウマチ疾患の分野では，メトトレキセートや生物学的製剤による治療の進歩が著しく，漢方薬の出番はかなり減ってきている。しかし，副作用や有害事象の懸念から，通常の西洋薬による治療が不可能な場合には漢方治療が試されることがある。また，"Treat to Target" に基づき，明確な治療目標を設定して intensive な治療を行った結果，検査値が正常化し関節の腫脹が消退しているにもかかわらず，患者本人の愁訴がなかなか取れない，ということもある。治療の満足度をさらに上げるためには，漢方薬の併用もいまなお考慮に値する１つの選択肢である。

漢方医学における関節炎の捉え方

関節炎は炎症の４徴（発赤・熱感・腫脹・疼痛）および，関節の構造的破壊の５つで定義される。急性期は炎症の４徴が明確であるが，関節の構造的破壊はまだはっきりしない時期である。一方，慢性期は関節の発赤や熱感は目立たなくなる可能性があるが，骨びらんや滑膜肥厚，関節の拘縮など構造的破壊が進行する段階となる。関節炎を漢方医学的な枠組みで考える場合，急性期を陽病期，慢性期を陰病期と当てはめると理解しやすい。

そして，実証・虚証は関節の炎症に関わる気・血・水の多寡ととらえると，局所の熱感や発赤・腫脹が強い場合は実，それらがあまりみられない場合は虚と考えることができる。疼痛は実証では当然みられるが，関節破壊が進展し，変形が強い場合では機械的な負荷で疼痛が起こりえるし，心因性の疼痛など，局所の炎症所見が乏しい疼痛もあるため，虚証では疼痛がないとは言い切れない。いわゆる「燃え尽きた」関節の構造的破壊は虚証と解釈されるが，気血が集まり炎症による発赤腫脹が強い時期は，まさに破壊が進む最中の段階にあるといえるので，実証でも当然，関節破壊の所見がみられるだろう。

関節炎の漢方治療では，疾患ごとではなく，これら陰陽虚実の弁証を通じて必要な生薬を選定し，処方の組み立てを行う。まず，陽病期の関節炎は，麻黄がキードラッグであり，陰病期の関節炎には附子を活用する。このほか，発赤・熱感を緩和する生薬は石膏であり，腫脹を軽減する生薬には水分代謝を改善する蒼朮・茯苓・防已・薏苡仁などがある。陽病期・実証の関節炎では，発赤・熱感・腫脹を抑えられれば疼痛は自然と軽快する。そのため，麻黄・石膏・蒼朮を含む**越婢加朮湯**が第一選択となる。

更年期関節症や線維筋痛症のように，腫脹も目立たず疼痛がメインの陽病期・虚証に対しては，麻黄＋薏苡仁の組み合わせがよいとされる（**薏苡仁湯**や**麻杏薏甘湯**など）。慢性に経過する変形性

41

膝関節症のように，関節水腫と疼痛が目立ち，発赤や熱感に乏しい陰病期・実証は**防已黄耆湯**の適応である。すでに関節強直を起こし，炎症の遷延や廃用により関節周囲の筋肉が萎縮（サルコペニア）してしまっているような陰病期・虚証のケースには，**大防風湯**や**桂芍知母湯**が適応である。**大防風湯**は地黄や人参を含み，組織修復を期待した処方の構成になっており，**桂芍知母湯**には麻黄を含んでいるので関節の炎症所見が完全に消えていない場合によい。

　関節リウマチで活動性の慢性炎症が続き，骨びらんや関節破壊を伴う場合は，**桂枝二越婢一湯加苓朮附**が奏効することがある。奏効例では炎症反応だけでなくリウマチ因子や抗CCP抗体などの免疫異常を示す指標の低下が認められ，近年注目されている。エキス剤では**桂枝加朮附湯**に**越婢加朮湯**を併用して用いる。

　更年期関節症でホットフラッシュや月経前緊張症のような症状を伴う場合は，柴胡を含む処方（**加味逍遙散**または**柴胡桂枝乾姜湯**）がよいし，冷えで増悪する疼痛で発赤や腫脹に乏しいものは**桂枝加朮附湯**，ヘバーデン結節なども伴っていてやや炎症性変形性関節症の傾向がみられるものには**防已黄耆湯**と**越婢加朮湯**を組み合わせて用いることもある。

　実際には，心因性の要素が絡んでいることが多く，**半夏厚朴湯**や**香蘇散**といった「気鬱」を改善する処方が意外な効果をあげることがある。一方，**疎経活血湯**は，主に瘀血による関節痛で，下肢痛や腰痛に用いられることが多く，**五積散**では気・血・水の鬱滞（「積」）のほか，食積（食べ過ぎ），寒積（冷え）の5つの鬱滞を伴う痛みに効くとされる。

症例1　薏苡仁湯が奏効した手指変形性関節症の1例

患者　70歳，女性。

主訴　手指の腫脹・疼痛。

既往歴　高脂血症・便秘症。

現病歴　受診の10年ほど前から手の握りにくさを感じていた。他院で関節リウマチに関する検査を受けたが異常なしとされた。受診1年前から指輪が抜けにくいことに気づいた。受診の10日前，食器を洗っていたとき左右のMCP関節より遠位でピリピリした痛みを感じ，一般内科を受診したところ，リウマチ科の受診を勧められ，紹介受診された。

西洋医学的所見　血圧133/67mmHg。脈拍63回／分，整。手指の皮膚色調に異常なし。ゴットロン徴候，乾癬を疑わせる皮疹なし。爪に異常な

表1　血液検査結果

検査項目	測定値
TP	7.1 g/dL
Alb	4.4 g/dL
BUN	17.2 mg/dL
Cre	0.77 mg/dL
WBC	3,400/μL
Hb	11.4 g/dL
PLT	23.8万/μL
CRP	0.04 mg/dL
RF	9 IU/mL
抗CCP抗体	0.6 U/mL
抗核抗体	40倍未満
TSH	2.93μIU/mL

し。両手指の DIP 関節にヘバーデン結節を認める。関節エコーでは滑膜肥厚を認めず，ドップラーシグナルも認めない。血液検査結果は**表1**。

漢方医学的所見　身長 165cm，体重 63kg。やや肥満気味。顔貌はやや白っぽい。飲食店を経営しており朝6時に就寝し午後2時に起床する生活を続けている。起き抜けに指が腫れ，3～4時間症状が持続し，そのあとやや腫れと痛みが軽減する。指をじっと動かさないでいると症状が増悪する。食欲はあり便秘や下痢はない。やや頻尿傾向だが夜間尿はない。発汗過多なし。冷え症もない。口渇をやや自覚する。水分は心がけて摂るようにしている。舌診：ほぼ無苔。脈診：沈。腹診：全体的に膨満しているが臍傍圧痛・胸脇苦満は認めない。

経過　手指テーピング，起床時の指のストレッチを指導したうえで，薏苡仁湯エキス顆粒を1日2包で開始した。2週間後，血圧 134/84mmHg。手指の痛みはやや治まってきたとのことで，薏苡仁湯を1日3回に増量した。2カ月後，関節の痛みは治っており，漢方薬は1日1回に減らしているとのことであった。6カ月後，廃薬し終診とした。

考察　薏苡仁湯は，明代の皇甫中が著した『明医指掌』を出典とする処方で，「寒湿療痛」を適応としている。清代の呉儀洛『成方切用』では，「手足流注疼痛，麻木不仁，以って屈伸し難きを治す」とある。構成生薬のうち，主軸となって働くのは処方名から明らかなように薏苡仁であって，体内に停溜する病的な水分である湿邪を取り除き，硬直した筋肉や関節を緩めて痛みを緩和する作用がある。そのほかの生薬のうち，当帰と芍薬は血虚の改善により組織の状態を改善する。麻黄と桂皮は経絡を温め痛みを取る作用が期待できる。当症例では，起床時や指を動かさないでいると痛みが悪化することから，関節組織周辺に病的な水分が付着すると痛みを生じ，動かすことにより水分が移動すると痛みが軽減するというメカニズムが想定される。「流注」という表現は，こうした病的水分の分布をうまく形容しているように思われる。飲食店の厨房で湿気が多い環境であることも，増悪因子であると考えられる。「手の握りにくさ」は，まさに「屈伸し難き」と一致する表現であり，薏苡仁湯の適応であると考えられた。鑑別処方としては桂芍知母湯，越婢加朮湯，麻杏薏甘湯などがあげられる。桂芍知母湯は，熱薬の附子と，清熱作用の強い知母を含んでおり，全身的により冷え症が強く，冷えによって悪化する炎症が存在するときに適している。越婢加朮湯は石膏と麻黄の組み合わせで局所の熱を冷ます作用に優れ，薏苡仁湯よりも炎症が強いものに向いている。麻杏薏甘湯は当帰や芍薬といった組織修復に働く生薬を含まず，構造的破壊を伴わない疼痛性の疾患に使用される。

症例2　西洋医学的治療を忌避する関節リウマチの1例

患者　53歳，女性。

主訴　多関節痛。

既往歴　花粉症。甲殻類アレルギー。

現病歴　約12年前から両膝の痛みを自覚し，近くの医院で採血検査を受け，関節リウマチの疑いを指摘されていたが，西洋医学に対する不信感が強く，アロエジュースやプロポリスなどのサプリメント摂取で自己治療を試みていた。半年前から手関節・手指の腫脹が悪化し，生活に支障をきたすようになったため漢方専門の医療機関に相談したところ，西洋医学的評価の必要性を説得され，当科を紹介された。

西洋医学的所見　血圧 109/64mmHg。脈拍85/分，整。両手関節・右手小指 PIP・右手中指 MCP に腫脹圧痛を認め，両肩・両膝・両足関節に圧痛の

みを認める。X線画像上両手根骨の癒合を認める。血液検査結果は**表2**。

漢方医学的所見 身長153cm，体重47kg。中肉中背。食欲・二便に異常なし。48歳で閉経。口渇はないが発汗はやや多い。舌診：薄白苔。脈診：やや浮。腹診：全体的に汗ばんでいて，軽度の臍下不仁を認める。

経過 X線画像上，進行性の病変を認め，炎症反応も陰性化していないことから，西洋医学的治療の併用が必要であることを説明する一方，最小限度にとどめることを約束し，プレドニゾロン15mg（隔日投与），メトトレキサート6mg/週を導入し，防已黄耆湯エキス顆粒を1日2包を併用した。2週後，CRPは0.23mg/dLに改善し，両手関節の熱感が引いてきたため，プレドニゾロンを10mg/隔日に減量し，メトトレキサートは8mg/日に増量した。4週後，CRPは0.06mg/dLに低下し，自覚的な疼痛も軽減してきた。プ

レドニゾロンを5mg/隔日に減量した。6週後にはプレドニゾロンを中止し，メトトレキサートを10mg/週に増量したところ，10週後には両手関節・手指関節の腫脹も軽快傾向となった。

考察 防已黄耆湯は『金匱要略』を出典とする処方であり，「風湿，脈浮，体が重く，汗出で悪風する者」が適応証であるとされる。『金匱要略』の別の箇所では，「風水，脈浮なるは表に在りと為す」との記載があり，皮膚や筋肉，関節など体表面の臓器が風邪や湿邪などの環境因子の影響を受け，水分代謝が悪化し浮腫や疼痛をきたしている病態が想定されている。この症例では，関節の炎症のほかに多汗が1つの特徴であり，防已黄耆湯を選択した。

鑑別としては，疎経活血湯や大防風湯，桂芍知母湯などが考えられる。疎経活血湯は瘀血による下半身の疼痛によく使用されるが，当症例の瘀血所見は軽い。また，大防風湯・桂芍知母湯は関節破壊が著しく筋肉の委縮を伴う「鶴膝風」にしばしば使用されるが，当症例ではそこまで進展した関節炎ではない。

表2　血液検査結果

検査項目	測定値
TP	7.6 g/dL
Alb	3.9 g/dL
BUN	11.2 mg/dL
Cre	0.60 mg/dL
WBC	9,000/μL
Hb	11.9 g/dL
PLT	30.7 万/μL
CRP	0.65 mg/dL
RF	54 U/mL
抗CCP抗体	207 U/mL
抗核抗体	40 倍未満
TSH	2.49 μIU/mL

おわりに

谷口らは漢方薬を1年以上使用したRAの症例41例を分析し，抗リウマチ薬の変更または増量を要した症例16例と処方変更しなかった25例を比較した研究を行った[1]。それによると，前者16例は治療開始時から疾患活動性が高く，治療の強化によりCRPなど炎症マーカーの低下が認められているが，後者25例は治療前から疾患活動性が低く，漢方薬の併用により患者の全般的評価（PGA）が改善している。関節リウマチ治療における問題点として，客観的な治療目標を達成しているにもかかわらず，患者の主観的な愁訴が改善しない場合があるが，漢方薬の併用により満足

度を高めることができる可能性が示唆される研究である。

大野修嗣らはメトトレキセートを導入された関節リウマチ126例のレトロスペクティブな解析を行い，防已黄耆湯を併用した45例とメトトレキセート単独使用の48例を抽出して比較したところ，漢方併用群の方が低疾患活動性達成率・寛解率ともに有意に高く，観察期間中に追加されたDMARD（疾患修飾的抗リウマチ薬）が漢方併用群でより少ないため，薬剤費の削減に貢献することを明らかにした[2]。生物学的製剤の登場により治療成績が年々向上しているが，薬剤コストの増大が医療経済を圧迫することが課題となっている。漢方薬はそれに対する1つの有望な解決策といえる。

文献

1) 谷口大吾・妹尾高宏・小田良ほか. 関節リウマチに対する漢方薬併用の有用性. 日本東洋医学会雑誌. 2019, 70（3）, p.254-259.
2) 大野修嗣・秋山雄次. 関節リウマチに対するメソトレキサートと防已黄耆湯の長期併用効果と経済的有用性. 日本東洋医学会雑誌. 2013, 64（6）, p.319-325.

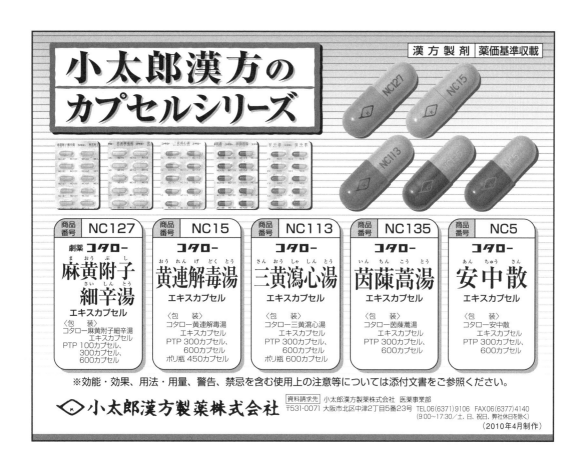

症例で見る 慢性疼痛治療 漢方編

手根管症候群の漢方治療

藤田医科大学病院 救急科教授

田島 康介

はじめに

　しびれを訴え病院を受診する患者の多くは手術を要せず，投薬や注射，リハビリテーションなどで保存的に加療される。しびれで来院する患者の大部分は高齢者が占めるが，高齢者の運動器関連の痛みは加齢に伴う退行変性によるものがほとんどである。しびれに疼痛を伴うことが多く，あるいはしびれを患者が「痛み」と表現するために，非ステロイド性消炎鎮痛薬（NSAIDs）が処方されることが多いが，高齢者のしびれや痛みは短期的に軽減するようなものではない。

　また，高齢者は高血圧，糖尿病などの合併症により，もともと複数の薬剤を服用しており，さらに鎮痛薬などの薬剤が追加されることに対する抵抗感や，NSAIDsの長期服用によるさまざまな副作用に対する懸念があることは否めない。そこで漢方薬が治療の一選択肢として登場してくる。

　筆者は日々救急の現場で整形外科外傷を専門とする，整形外科専門医と救急専門医を有する外傷外科医である。外傷外科医が漢方治療を行うという，この一見相反する立場を奇異に感じられるかもしれないが，実はしびれや痛みの愁訴には漢方薬はよい適応があり，西洋医の立場から，以下に手根管症候群の漢方治療について解説をしていく。

漢方医学における「手根管症候群」の考え方

　西洋医学的には痛みの原因が診断できないと，つまり診断名がつかないと治療の対象にならない。痛みの愁訴はあるにもかかわらず，どこの病院に行っても「異常なし」と言われ，病院を転々としている患者も稀ではない。

　一方，漢方医学では病気の手前の段階である「未病」を治すという概念があり，西洋医学で診断がつく前の段階からすでに治療の対象となる。また，漢方医学では未病の段階から気・血・水などの異常を「証」として捉らえることができ，その証に見合った処方を行うことで，西洋医学的には不定愁訴といわれてしまうような種々の症状にきめ細かに対応することができる。

しびれや痛みは「気・血・水」の異常で起こる

　漢方医学では，生体を維持する気・血・水の3要素が体を循環し，生体を正常な状態に保っていると考えられている。これらのうちいずれかの循環が逆流したり滞ったりしても体の失調をきたすと考えられている（**図1**）。

　気とは体をめぐる物質で目に見えないもの，血

は体をめぐる目に見える赤い液体，水は津液とも呼ばれ，体をめぐる目に見える透明な液体を表す。例えば，漢方医学でいう「血」＝西洋医学の「血液」と同義ではないが，概念としては気＝精神作用，血＝血液，水＝組織液と考えると西洋医にもわかりやすい。漢方医学の初心者にとっては，気・血・水の概念で病態を考えていくと比較的スムーズに漢方を理解しやすい。漢方医学では，このように気・血・水が循環することによって生体の恒常性が維持されると考えており，「通ざれば則ち痛む」といわれるように，この流れが停滞することによって疼痛が生じると考えられている。

「全身の証」ではなく「局所の証」で病態を考えると，処方する薬剤が簡単に決まる

漢方薬を処方するとき，患者の全身状態を診察し，その「証」を決定したうえでそれに適応した処方を行うということは漢方医学のゴールデンスタンダードである。ところが，例えば片手に限局したしびれであったり，一方の足膝関節の捻挫だけであったりする場合はどうだろうか。整形外科で扱う運動器のしびれや痛みに対しては，全身の証もさることながら，局所の証に注目して漢方薬を処方するとよい。

症例

患者 47歳，女性，主婦。パートでスーパーのレジスター業務を週3日担当している。
主訴 4カ月以上続く左母指〜中指のしびれを主訴に来院した。
所見 理学所見と筋電図検査から左手根管症候群と診断した。漢方医学的には軽度の歯痕舌を認め

る以外は，特記すべき所見は認めなかった。
治療経過 筋電図上，遠位潜時5.8msecと手術治療も検討したが，保存治療を強く希望されたため五苓散7.5g／日分3を処方した。服用開始後3週間で症状は1/2程度に改善し，3カ月後には症状がほとんど消失した。

考察

本症例は，全身の証ではなく「局所の証」に注目して五苓散を処方した。手根管症候群に対する漢方処方の考え方を下記に述べる。
1）利水作用によるしびれの軽減
手根管症候群におけるしびれの病態を西洋医学的に考察してみる。手根管症候群によるしびれの症状は，正中神経が横手根靱帯によって受ける慢

図1 東洋医学での生体の恒常性の維持メカニズム

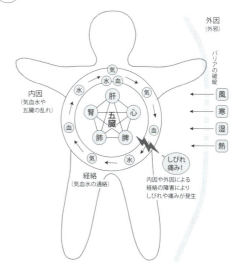

気・血・水が五臓を含む体全体を循環することによって生体の恒常性が維持され，この流通経路である「経絡」が外因や内因によって障害されると，しびれや痛みが発生する（田島康介．高齢者の腰や膝の痛みに対する漢方治療．診断と治療．2009, 97（8），p.1594-1603. より改変）。

性的な物理的圧迫だけではなく，牽引や摩擦などの手関節の運動による動的な圧迫が加わることで生じる。慢性的な正中神経の圧迫や炎症，血流障害に伴う神経障害は神経浮腫を招き，病理学的にも神経内膜組織の間質浮腫として認められる[1]。この神経浮腫を，神経局所の水毒と考えれば，おのずと水毒を改善する方剤（利水剤）が適応となる。その代表格が五苓散である。

五苓散は，腎における尿の再吸収を阻害して尿量を増加させる西洋薬の利尿薬とは異なり，体内の水の流れを整える働きを有することがいくつもの動物実験で証明されている。すなわち，体内の水分が過剰だと水を排泄し，水分が少ないときは水を保持するように働く。

1989年に田代は興味深い報告をした[2]。同一個体で①水を負荷したヒトに五苓散を投与したところ尿量が増加した。②フロセミドを服用させ脱水状態にし，五苓散を投与したところ尿量は減少した。③フロセミドを服用させ脱水状態にし，フロセミドを再び投与したところ尿量は増加した。こられのことから，利尿薬は体内の水分がどのような状態であっても水分を排泄する方向に作用するのに対し，五苓散は体内の水分の状況に応じて尿量を増減させることをヒトで確認している。さらに，柴苓湯(さいれいとう)の利水作用も同様であったと報告した。このことから，利水剤は腎の尿細管ではなく，血液と組織・消化管との間の水分代謝に作用しているのではないかと考察している（**図2**）。すなわち五苓散は神経浮腫（間質浮腫）＝神経の水毒を改善することにより，しびれを改善する効果を発揮するものと考えられる。

2）"利カリウム作用"によるしびれの軽減

さらに，手根管症候群では正中神経の圧迫により局所の血流の低下が起こる。Bostockらは1991年に末梢神経の線維化により局所の血流障害が起こると酸素の供給が低下し，TCAサイクルにおけるアデノシン三リン酸（ATP）の産生が障害されるために，神経細胞膜において細胞内のNa^+を排泄し細胞外のK^+を取り込むNa^+/K^+ ATPaseポンプを抑制すると報告している[3]。血流の低下により，細胞外のK^+濃度が上昇し神経細胞が脱分極しやすい状況となり，結果として神経が易興奮性となるためにしびれが生じやすくなるものと考えられる。一方で筆者らは，いかなる西洋薬も無効であった透析患者の高カリウム血症に対して五苓散が著効した症例を報告した[4]。同報告では，透析で廃絶している腎以外，すなわち組織液や腸管内へのカリウムの移行による細胞外カリウムの調節作用を五苓散が有する可能性を示唆し，内藤はこれを追試し確認している[5,6]。事実，透析患者で唾液中や便中カリウムが上昇していることが知られている。したがって，五苓散による細胞外カリウム濃度の低下（利カリウム作用）は，神経痛軽減のメカニズムの1つとして考えられる。

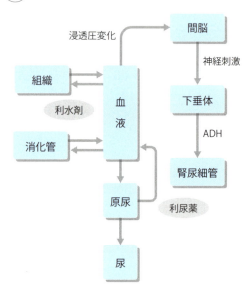

図2 利尿薬と利水剤の作用の違い

利尿薬は原尿の再吸収を阻害して水分を排泄するが，利水剤は消化管や組織間の水分の調整を行う（文献2）の図を一部改変）。

3）利水剤で効果が少ないときは駆瘀血剤を追加

保存治療を行っても改善しないときは手術を検討する。手術で手根管開放術（横手根靱帯の切離）を行ったときに正中神経を観察すると，たいていは神経の膨化＝神経浮腫の所見と認めるが（図3a），まれに神経の扁平化と鬱血した静脈を確認できることもある（図3b）。上記のように神経のしびれ症状には五苓散が第一選択となるが，これで改善がみられないときは，神経の血流障害や鬱血を神経局所の瘀血と考え，桂枝茯苓丸に代表される駆瘀血剤も適応となる。その際は，駆瘀血剤と五苓散との併用を検討してよい。

図3a　正中神経の手術中所見（矢印＝正中神経）

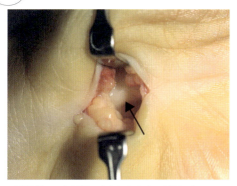

浮腫状の正中神経，すなわち水毒の所見である。五苓散がよい適応となる。

図3b　正中神経の手術中所見（矢印＝正中神経）

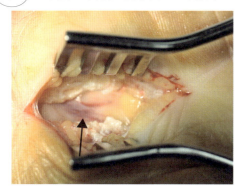

鬱血した正中神経，すなわち瘀血の所見である。桂枝茯苓丸を追加処方するとよい。

まとめ

整形外科におけるしびれの愁訴には漢方薬はよい適応がある。しかしながら西洋医学と漢方医学では，その概念は全く異なるため西洋医にはスムーズに導入しにくい側面がある。漢方医学では「気」と「血」と「水」がそれぞれ体内を循環して生体を維持していると考えている。これらの失調により痛みやしびれが起こると考えられており，気・血・水のバランスを正すことが漢方治療の目的である。

しかし，手根管症候群における「しびれ」の本態は神経局所の浮腫すなわち「水毒」である。このしびれには水毒を改善する利水剤である五苓散がよい適応となるが，五苓散には神経の水を引く「利水作用」ばかりでなく，神経周囲のカリウムを排除する「利カリウム作用」も併せ持ち，これが神経線維の易脱分極性を改善することでしびれの軽減に貢献しているものと考えられている。また，「水毒」のほかに「瘀血」を合併することもあり，この場合は駆瘀血剤である桂枝茯苓丸を併用するとよい。

参考文献

1）Mackinnon SE, Dellon AL. Internal neurolysis, in : Surgery of the peripheral nerve. Thieme. New York, 1998, p.131-148.
2）田代眞一. 五苓散の利水作用. 腎と透析. 1989, 26(別), p.34-37.
3）Bostock H, Baker M, Reid G. Changes in excitability of human motor axons underlying post-ischaemic fasciculations : Evidence for two stable states. J Physiol, 1991, 441（1）, p.537-557.
4）田島康介・松村崇史. 漢方薬による関節症の治療中に血清カリウム値が正常化した透析患者の1例. 漢方と最新治療. 2003, 12, p.367-369.
5）内藤真礼生. 五苓散エキス製剤による慢性腎不全患者の高カリウム血症抑制効果　イオン交換樹脂に変わるカリウム抑制剤となる可能性について. 日東医誌. 2006, 57（別）, p.245.
6）内藤真礼生. 五苓散エキス製剤による慢性腎不全患者の高カリウム血症抑制効果（続報）―血清K値に応じた効果―. 日東医誌. 2007, 58（別）, p.262.

症例で見る **慢性疼痛治療** **漢方編**

舌痛症の漢方治療

昭和大学医学部生理学講座生体制御学部門 客員教授/
医療法人ハヤの会田中矯正歯科 歯科慢性疾患診療室部長

山口 孝二郎

はじめに

舌痛症は舌に炎症や潰瘍などの病変がなく，器質的に正常であるが，慢性的な疼痛（ヒリヒリ・ピリピリ・灼熱感）を訴える疾患で，舌縁部・舌尖部に多く発生する疾患である。その臨床的特徴は中高年の女性に多く，食事時や何かに集中しているときなどは痛みを感じないことが多い[1]。

最近は口腔内灼熱症候群（Burning mouth syndrome）として捉える考え方があり，末梢性神経障害性疼痛だけではなく中枢神経系の関与，心理社会的背景の関与，免疫内分泌系の関与も示唆されている[1-3]。

また全身疾患（貧血・糖尿病・口腔乾燥症など），異常補綴物，歯牙鋭縁，歯列不正，細菌感染，口腔異常習癖などによる舌痛などと区別して考える。

漢方医学における考え方

口は身体の窓であり，五臓は口腔に開竅していることから，五臓の異常が口腔に反映される。舌では臓腑分画に従い舌尖部は心・肺，舌縁部は肝，舌背部は脾，舌根部は腎の状態を示す。舌痛は大きく分けて実熱と陰虚の病態が考えられる[2]。

1）実熱の舌痛

臓腑の実熱が舌痛に反映されるもの。肝・心・脾・肺・腎の実熱による舌痛。対応としては清熱瀉火を行う。

2）陰虚の舌痛

心陰・腎陰など陰液の損耗による虚熱が存在し，口乾，五心煩熱などがみられる。対応としては滋陰清熱を行う。

また，上記に呼応して気鬱・気虚・瘀血・血虚・水滞といった気・血・水のバランス異常の見極めが病態把握，方剤選択において重要である[4]。

症例

患者 54歳，女性。

主訴 舌痛。

現病歴 4カ月前に歯科治療後より左側舌縁〜舌背の疼痛を自覚するようになり，かかりつけ歯科で加療を続けるも症状が改善せず当院を受診。

既往歴 2年前，乳がんにて外科手術，抗がん剤治療（6カ月間）を受ける。現在は甲状腺機能低下症にてホルモン剤（レボチロキシンナトリウム水和物）を内服中。

アレルギー歴 キウイフルーツ。

臨床検査成績 サクソンテスト3.3g/2分（正常）。舌痛はVAS 18。α‐アミラーゼ活性108 KU/I（30 KU/I以下正常）。心理検査はCornell Medical Index（CMI）が領域Ⅱ＋憂うつ，Self-rating Depression Scale（SDS）が49（神経症），State-

Trait Anxiety Inventory（STAI）が状態不安 51（Ⅴ段階），特性不安 60（Ⅴ段階）。

漢方医学的所見 天気が悪くなる前に頭痛がよく起こる。食事時の舌痛なし。疲れやすい。舌診は舌色やや蒼白，瘀点（＋），溝状舌（＋），舌下脈絡の怒張（＋）。腹診は腹力 3/5，両側胸脇苦満（＋），腹直筋緊張（＋＋），心下部圧痛（＋），臍上悸（＋），両側臍傍圧痛（＋）。脈診は沈脈，細脈。

漢方医学的診断 気血両虚・瘀血・気鬱。

臨床診断 心因性舌痛症・不安神経症。

治療経過（図1）

問診で天気が悪くなる前に頭痛がよく起こること，がん治療後で虚証の状態が継続していること，不安傾向もあることなどより補中益気湯 2.5 g/日＋当帰芍薬散 2.5 g/日を投与開始（**写真1**）。

7日目，舌痛は減少し夜間に思い出す程度となり，不安感も減少。α-アミラーゼ活性は 50 KU/I に改善。同処方を継続した（**写真1**）。

22日目，数日前より舌痛が再燃し舌縁部に歯痕がみられ，舌のボリュームが増大したため水の偏在を疑い，漢方薬を五苓散 5.0 g/日分2に変更し，ジメチルイソプロピルアズレン含嗽薬とステロイド外用薬を追加し経過観察とした。

29日目，舌痛は続いており，地図状舌がみられた。腹診では両側胸脇苦満（＋），心下部圧痛（＋），臍上悸（＋），臍下悸（＋）。これらより，五苓散を中止し，補中益気湯 5.0 g＋当帰芍薬散 5.0 g/日分2に変更（**写真2**）。

36日目，舌痛はほぼ消失。腹診は両側胸脇苦満（±），臍上悸（＋），臍下悸（±）（**写真2**）。

78日目，舌痛はなくなり，食欲が改善し，身体の疲労感が消失した。舌診は歯痕舌（±），両側頬粘膜歯痕（＋）。治療終了とした。

考察

本症例は乳がん術後で抗がん剤治療も受けており，気血両虚が病態の基礎に存在すると考えられた。さらに心理検査で不安傾向，神経症傾向があ

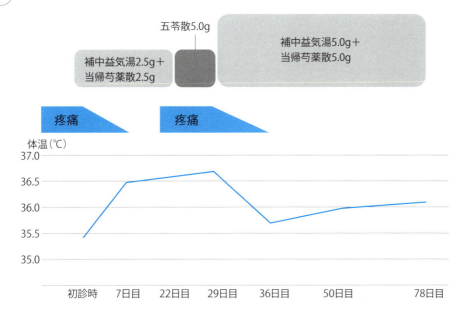

図1 体温と舌痛の推移と臨床経過

(写真1) 初診時と1回目の疼痛消失時の舌所見

初診時

1回目の疼痛消失時（7日目）

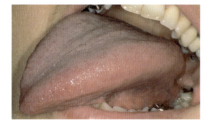

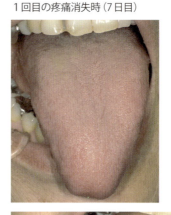

舌痛はVAS 18で舌筋に引き締まりがない。

舌痛はVAS 0となり舌筋の引き締まりが出てきた。

(写真2) 疼痛再燃時と2回目の疼痛消失時の舌所見

疼痛再燃時（29日目）

2回目の疼痛消失時（36日目）

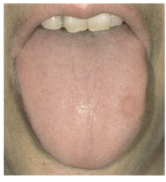

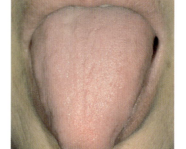
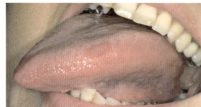

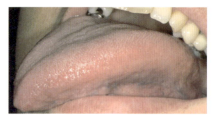

舌痛が再燃し地図状舌でやや胖大舌となる。

補中益気湯＋当帰芍薬散が奏効し舌痛はほぼ消失。

図2　補中益気湯＋当帰芍薬散の働き

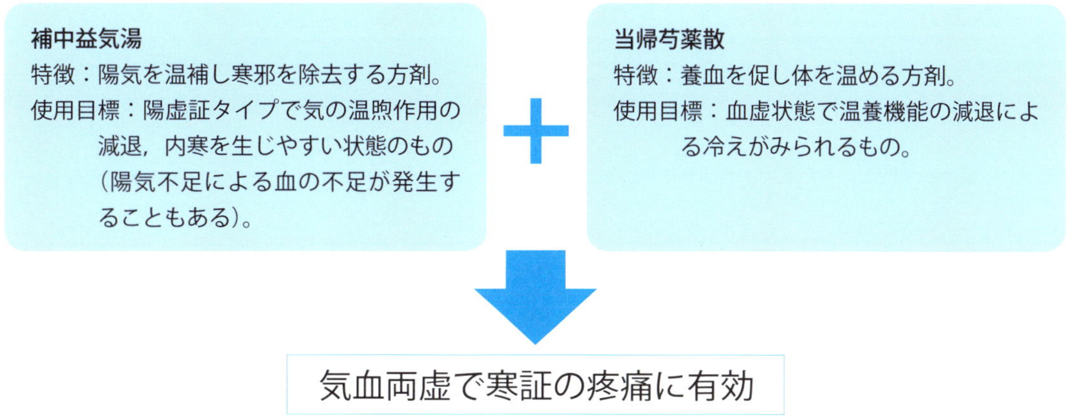

補中益気湯
特徴：陽気を温補し寒邪を除去する方剤。
使用目標：陽虚証タイプで気の温煦作用の減退，内寒を生じやすい状態のもの（陽気不足による血の不足が発生することもある）。
当帰芍薬散
特徴：養血を促し体を温める方剤。
使用目標：血虚状態で温養機能の減退による冷えがみられるもの。
気血両虚で寒証の疼痛に有効

図3　順気和中湯の特徴と構成生薬

補中益気湯
順気和中湯
（出典『衛生宝鑑』諸風門）
・虚頭痛治験
（虚証の頭痛を治す）
生姜・大棗
黄耆・人参・甘草・
柴胡・陳皮・升麻
細辛・蔓荊子
朮・当帰
芍薬・川芎
当帰芍薬散
茯苓・沢瀉

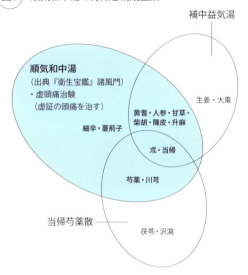

り，α-アミラーゼ値が高いことより交感神経系の過緊張が認められた。これらのことより気虚を改善する目的で補中益気湯，血虚を改善し利水を図るため当帰芍薬散を選択した。補中益気湯＋当帰芍薬散は柴胡・芍薬を含有しており，この組み合わせは精神安定化作用（イライラ・緊張の改善）があることより肝気鬱結を解消する。また升麻は咽頭腫痛に効果があるとされており，これらを考慮して方剤選択を行った。

がん治療中や，がん治療後は全身状態に微妙な変化が現れることがあり，星野はこのような状態を「癌証」と呼び，補剤などの必要性を説いている[5]。筆者は胃がん術後の非定型顔面痛に補中益気湯と当帰芍薬散の合方が奏効した症例報告を行っており[6]，がん治療後の口腔顔面領域の疼痛に補剤の適切な使用が必要と考える。また，補剤に加えて気剤をいかに選ぶかも重要であり，本症例のごとく虚証が基礎にある場合には，補剤をベースにして気剤の効果を併せ持つ方剤を構成生薬から考える必要もあると思われる。

さらに，補中益気湯合当帰芍薬散は『衛生宝鑑』に記載されている虚証の頭痛に用いられる順気和中湯にも生薬構成が近いため，気血両虚で寒証の疼痛に有効と考えられる（**図2，3**）。本症例も初診時の体温が35.4℃と低体温傾向を示したが，漢方治療の開始後より体温は0.6～1.3℃程度上昇しており，冷えの改善，基礎代謝の上昇も症状改善に寄与していると考えられる。

口腔顔面領域の慢性痛（舌痛症・特発性歯痛・持続性特発性顔面痛など）では，精神神経症状，交感神経の過緊張から起こる神経・内分泌・免疫系（気・血・水）の異常をコントロールする必要がある[1,2]。また，四逆散（和解剤），柴胡加竜

表　口腔顔面領域の慢性痛で使用頻度の高い漢方方剤とその使用目標

よく使われる方剤	方剤の使用目標
四逆散	抑うつ性の神経症状（肝気鬱結）があり，気が四肢に巡らず，四肢の冷えを伴う。 両側胸脇苦満と腹直筋緊張が特徴的な腹診所見。
柴胡加竜骨牡蛎湯	比較的体力があり不眠・怒り（苛立ち）がある。過敏で神経症，ヒステリー傾向のもの。 胸脇苦満，臍上悸を伴う。
抑肝散 （加陳皮半夏）	体力中等度で神経過敏，興奮しやすい。強い怒り・不安・歯ぎしりを伴うなど（半夏は胃を整え，気逆を降ろし，陳皮は脾と気を整える）。
加味逍遙散	体質虚弱で，不眠・不安・易怒性・痛みが移動性・消化器症状あり。
補中益気湯	消化機能が衰え身体虚弱な人（がん既往も含む）の不安・過敏・疼痛。 基礎代謝が低下し低体温傾向。
補中益気湯 ＋当帰芍薬散	補気・補血・利水が必要な身体虚弱（がん既往も含む）症例で精神神経症状を伴う虚証の疼痛。基礎代謝が低下し低体温傾向。

＊その他の方剤については本文を参照。

骨牡蛎湯（安神剤），抑肝散・抑肝散加陳皮半夏（理気剤），加味逍遙散（和解剤），補中益気湯（補気剤），補中益気湯＋当帰芍薬散（利水剤）などが比較的多く用いられる（**表**）。

このほか，生薬の黄連・黄芩の組み合わせがイライラ・興奮を鎮める作用があり，これらを含有する半夏瀉心湯・黄連解毒湯・温清飲なども用いる。また，白井らは舌痛症の第一選択に滋陰剤の滋陰至宝湯を勧めている[7]。滋陰至宝湯は逍遙散の方意を持ち，構成生薬の柴胡・芍薬が鎮静作用を有し肝気鬱結を改善する。さらに，局所的に鎮痛効果を得たいような侵害受容性疼痛については立効散をしばらく口に含みゆっくり飲み干すとよい。

おわりに

舌痛症は器質的障害のない心因性疼痛であることより，肝・心・脾の働きを見据え，肝脾不和，肝の亢進による心のバランス異常も考え[8]，虚実の概念も含めて方剤選択することが必要である。

文献

1）山口孝二郎．口腔顔面領域の慢性疼痛に対する漢方療法－舌痛症，口内炎を中心に－．日本歯科東洋医学会雑誌．2017, 36（1・2），p.41-46.

2）山口孝二郎．口腔顔面領域の慢性痛に対する漢方医学治療．ペインクリニック．2015, 36（7），p.933-941.

3）日本口腔顔面痛学会編．口腔顔面痛の診断と治療ガイドブック第2版．大久保昌和著．口腔内灼熱症候群（舌痛症）．2016年，医歯薬出版，東京，p.209-211.

4）世良田和幸・中西美保・平田道彦．すぐに使える痛みの漢方診療ハンドブック．顔面痛（世良田和幸著）．2019年，南江堂，東京，p.30-41.

5）星野恵津夫．癌専門病院における漢方診療の重要性．漢方医学．2010, 34, p.26-29.

6）山口孝二郎・向井洋・藤崎航太ほか．漢方治療が奏効した胃癌術後で不安神経症を伴う非定型顎顔面痛の1例．日本東洋心身医学研究．2011, 26（1/2），p.63-66.

7）白井明子・小川恵子．舌痛症に対する漢方治療．ペインクリニック．2017, 38（別冊秋号），p.305-311.

8）世良田和幸・中西美穂・平田道彦．すぐに使える痛みの漢方診療ハンドブック．心因性疼痛（中西美穂著）．2019年，南江堂，東京，p.108-126.

| 症例で見る 慢性疼痛治療 | 漢方編 |

上肢（肩こり）の慢性疼痛での漢方治療

獨協医科大学医学部 麻酔科学講座教授

濱口 眞輔

はじめに

　疼痛に対する漢方治療は人間の崩れたホメオスターシスを改善し，QOL（Quality of Life）を向上させることで疼痛閾値を上昇させると考えられている。特に，漢方医学が痛み治療において有益なのは，痛みに伴う睡眠障害・イライラ感・便秘等の不定愁訴や，痛みで悪化した全身状態の改善を図ることが可能な点である[1]。

　さて，近年はスマートフォンやPCなどの使用機会の激増，ストレスフルな環境の蔓延が理由となって，慢性的な肩こりを訴える患者は増加傾向にある。そうした患者の多くが，「正常な組織修復時間を越えて持続する疼痛であり，通常は損傷後3カ月を越えても持続する疼痛」と定義される慢性疼痛を呈している。そこで，本稿では，肩こりを慢性疼痛と捉えて，その漢方治療について概説する。

漢方医学における肩こり，五十肩の考え方

　「肩こり」とは，僧帽筋などの肩甲帯筋群の血流障害によって肩部に生じる痛み，こわばりや重みなどの症状名であり，自覚的な「こり感」と，他覚的に「筋の異常な緊張，圧痛，しこり」が確認できる状態と定義されている。肩こりを呈する患者には，なで肩などの先天性の解剖学的形態，高血圧，更年期障害，胸郭出口症候群が基盤として存在し，その支持組織である僧帽筋にストレスが関連した負担が生じることで筋膜性疼痛が生じるとされている。しかし，肩こりの発生にはこれらの身体的要因に加えて心理的・社会的要因が複雑に関与している[2]。

　漢方医学的に考察すると，肩こりは気滞・気逆・気虚・瘀血・血虚・風湿・寒湿・風寒などが原因となる。特に，気滞と瘀血，気虚と血虚など，気と血の異常は併発することが多い[3]。

1）気滞・気逆

　職務や家事でストレスがかかると，項部から肩部への凝りや鈍痛，重苦しさを患者は訴えることがあり，この場合には頭頸部の気の運行が滞った気滞による肩こりや頸部痛と考えられる。ただし，精神的に不安，焦燥がみられるものの，几帳面さゆえに職務や家事多忙によるストレスを訴えない症例では時間をかけて問診し，内在する交感神経緊張の有無を確認する必要もある[4]。一般的には，気滞の患者の腹診では「胸脇苦満」がみられ，脈は弦，舌質は淡紅～紅，舌苔は厚く，舌苔の色は白～黄色であることが多い。さらに気滞が上衝した気逆の状態では，焦燥・イライラ・不眠・腹部膨満感・頭重感などがみられる。また，気と血の流れが滞る「気滞血瘀」では，過度なストレスで肝気の運行が障害されることで僧帽筋の血流

障害を引き起こす[5]。古典に「肝ハ筋ヲ司ル（主ル）」と記されているように、「肝を治す」ことは筋関連疾患、特に筋の収縮弛緩機能を調節するうえで重要となる。

2）気虚

加齢・体質虚弱・胃腸機能低下・栄養不足・過労などは気の生成を阻害するため、気の不足、すなわち気虚を生じ、気虚でも肩こりが生じる。気虚による肩こりは過労などが原因で生理機能が低下した患者にみられ、肩こりの部位に硬結を認めない。

3）瘀血

古典に「肝ハ疏泄ヲ主ル」と記されているように、肝の異常が持続すると新陳代謝や血の巡りが損なわれ、微小循環が障害される結果、瘀血という病態を呈する。これを「肝血瘀滞」という。瘀血は長期のストレス、外傷による打撲、更年期障害などが原因で生じ、頭痛・便秘・自律神経失調・筋肉痛・静脈怒張や毛細血管拡張などさまざまな症状や徴候が発現する。特に、僧帽筋の血流障害や血液停滞は肩こり・頸部痛・上背部痛の原因となる。

4）血虚

肝血虚は、自律神経系失調、筋肉の代謝異常として発現する症候であり、頸部や肩部の筋緊張を生じることがある。脈は沈細で、腹直筋はやや緊張し、下腹部に軽い圧痛がみられる。

5）気血両虚

気と血は相互に関連しており、気と血の一方が不足することで、気血双方が虚となった状態が続発する。

6）風湿

風邪と湿邪の双方による病態である風湿は、気血の流れを乱して筋肉痛・関節痛などを起こす。

7）寒湿

寒と湿による病態で、陽気の運行や血流が妨げられることで痛みや関節のこわばりがみられる。

肩や肩周辺が重苦しく、温めると痛みが軽減するが、冷えると悪化する。治療は、寒邪を散らし、湿邪を除去することで陽気と血液の運行の改善を目指す（散寒祛湿）。

8）風寒

寒冷や湿気によって発症する肩こりで、冷えや夜間になると痛みが増強し、温めると楽になる場合は風寒の肩こりである。

症例

患者 43歳、男性。会社員。

主訴 後頭部痛・頸部痛・食欲不振・易疲労感。

既往歴 特記すべき事項はない。

家族歴 特記すべき事項はない。

生活歴 1日10本以上の喫煙歴がある。

現病歴 以前から肩こりを感じていたが、X－1年より後頭部痛・頸部痛が出現し、徐々に増強してきたために整形外科を受診した。初診時は疲労と不眠の訴えが強く、整形外科で処方されたロキソプロフェンナトリウム水和物60mg×1日3回、アセトアミノフェン400mg×1日3回、エチゾラム0.5mg×1回の内服で痛みが軽減しないとのことであった。整形外科では頸椎X線検査で頸椎直線化を指摘されたが手術適応はないと診断され、痛みの治療目的に当科を紹介された。サリチル酸ナトリウム・ジブカイン配合剤5mLによる頸部椎間関節ブロックで後頭部痛と頸部痛は軽快したが、効果は持続しなかった。また、職場での労働環境では冷房が効きすぎていることで過度のストレスを感じており、いつも厚着をしているとの訴えも聴かれた。不眠と疲労感の訴えに対して、抗うつ薬であるミルタザピン15mg×1日1回（就寝前）内服を3週間継続した結果、睡眠はやや可能となった。しかし、易疲労感・頭頸部痛は不変であり、漢方医学的治療を検討した。

身体所見 身長175cm，体重55kg。頸部から肩にかけての筋緊張が強く，C4からC6に相当する頸椎横突起直上と僧帽筋の頸部から肩に至る湾曲部に複数の圧痛点を認めた。神経学的検査では知覚異常や運動機能異常はみられず，血液検査や生化学検査でも異常値はみられなかった。頸椎MRI検査で頸椎直線化と軽度椎間板変性，椎間関節肥厚がみられたが，頸髄圧迫や脊髄の異常所見などは認めず，手術適応ではないことを再度確認した。これらの所見より，変形性頸椎症と両僧帽筋の筋筋膜性疼痛症候群と診断した。

漢方医学的所見 患者は痩せ型の筋肉質で，やや猫背であった。表情は抑うつ様で疲労の訴えが多く聴かれた。それとともに冷房が効きすぎる職場環境の不満などの訴えも聴かれ，冷えることを理由に厚着をしていた。体力は中等度。舌診で舌質はやや紅，舌苔は薄い黄。脈は弦，数。腹診で両側の胸脇苦満が確認でき，腹直筋攣急も認められた。

治療経過 本患者を気滞による肩こりを初発として，その症状が慢性化するとともに気逆の状態になっていると判断し，四逆散（しぎゃくさん）7.5g／日分3（食前）の服用を4週間継続した。その結果，内服翌日には頸部や肩の張りがやや楽になり，気持ちが少し落ち着いたという。また，睡眠時間が伸びていることに気づき，頭頸部痛の訴えが軽減したために内服を継続して仕事を続けることができたとのことであった。四逆散の内服開始から5カ月目に転勤となったため，治療経過と治療内容を記した紹介状を作成して転院となった。

考察

肩こりの直接的な原因となる僧帽筋などの筋緊張は，肝気の滞りによって自律神経系のバランスが乱れた「肝気鬱結」が引き起こすと考えられる。

そのため，肝気鬱結の治療として「疏肝理気」，つまり肝の機能を高めて気の流れを改善する方剤を選択すべきであり，この作用を有するのが柴胡剤（さいこ）となる[6]。柴胡は抗ストレス作用を有することが知られており，柴胡剤は肝気の流れを整える方剤として頻用されている。腹診での「胸脇苦満」，脈診で弦から数を使用目標とするが，これはストレスによる交感神経緊張の身体症状を評価していることになり，ストレス障害に対して柴胡剤を選択する根拠となる[7]。

本症例に使用した四逆散は，黄耆（おうぎ）を含まないが，臨床的には柴胡剤と考えられる[8]。『傷寒論（しょうかんろん）』を原典とし，条文には「少陰病四逆シ，其ノ人或ハ欬シ，或ハ悸シ，或ハ小便利セズ，或ハ腹中痛ミ，或ハ泄利下重スル者，四逆散之ヲ主ル」と記されている。構成生薬は柴胡・芍薬（しゃくやく）・枳実（きじつ）・甘草（かんぞう）と少なく，芍薬と柴胡が気滞による熱感の軽減，芍薬と甘草がストレスや緊張による痙攣などを軽減，枳実が気滞の軽減に作用する。少陽病期の虚実中間〜やや実証が適応で，四肢などの冷え症状を伴い，両側腹直筋の緊張を使用目標とし，本邦では和田東郭（わだとうかく）が心身症などに有効であることを見いだし，『蕉窓方意解（しょうそうほういかい）』に「四逆散，希代ノ霊方ナリ。常ニ用イテソノ効ノ凡ナラザルヲ知ルベシ」と記している方剤である。すなわち，四逆散は抑うつ傾向がみられる患者に有用であり，一見して虚証を疑う所見を示すが，神経質で用心深く，自分の健康に自信が持てず，不安を発散できずに腹部の内臓や筋肉系の緊張を主体とした，本症例のような臨床症状を有する患者によりよい効果を発揮する。また，薬理学的には芍薬の成分であるペオニフロリンによる筋緊張緩和と柴胡による中枢神経抑制効果が患者の症状緩和に寄与している。近年，四逆散は気の異常を伴う慢性疼痛の緩和に有用であると報告がなされており[9, 10]，精神的ストレスと筋緊張を呈する慢性疼痛症例に有用な方剤である。

本症例の鑑別処方として，葛根湯・釣藤散・抑肝散などがあげられる。

葛根湯は，原典である『傷寒論』に「太陽病，項背強バルコト几几トシテ，汗無ク，悪風スルモノニハ葛根湯コレヲ主ル」と記されているように，背部，項部の筋緊張を緩和する「舒筋作用」を有することが古くから知られている[11]。構成生薬の葛根・芍薬・甘草・大棗が筋緊張を緩和し，桂枝が気血の流れを改善するとされており，特に葛根が有するパパベリン様鎮痙作用はよく知られている[12]。葛根湯のエキス剤を随証せずに投与しても，約半数の患者の肩こりを緩和することが報告されており[13]，類方の独活葛根湯[14]や，葛根加朮附湯[15]の有用性も報告されている。葛根湯は上述のように肩こりに有用であるが，本症例のように気の異常が確認できている場合には根治療法とはならないため，対症療法として頓用すべきである。

釣藤散は鎮痛・鎮静・鎮痙・降圧作用を示す君薬の釣藤鉤が緊張性頭痛や慢性頭痛，肩こりや耳鳴などの緩和に有用である[16]。しかし，本症例では腹診で胸脇苦満がみられたため，柴胡を構成生薬に持つ四逆散を選択した。

抑肝散は釣藤鉤・柴胡・甘草・当帰・蒼朮・茯苓・川芎から構成される方剤で，肝の失調を整え，後天の気を補う方剤である。体力のない患者が適応となり，本症例では冷えの症状があったために第一選択としなかったが，本症例で四逆散が無効であった場合には，試みるべき方剤と考えた。

まとめ

上述のように，肩こりは，肩部・項部・背部や後頭部に痛みを生じるが，慢性経過を辿ることで続発する精神的ストレスが合併する疾患である。したがって，漢方薬による治療に際しては，患者の肩こりの発症機転と受診時の状態とに応じて，証に随って適切な方剤を選択するべきである。

文献

1）松本勲. 疼痛のメカニズム（－慣性疼痛の特徴－）. 漢方と最新治療. 1993, 2（3), p.219-224.

2）矢吹省司・菊地臣一. 肩こりの病態. 臨床整形外科. 2001, 36（11), p.1241-1246.

3）野上達也.（肩こりを解きほぐす.）東洋医学的アプローチ. JIM. 2009, 19（4), p.277.

4）高岸憲二・篠崎哲也. 肩こり. 臨床整形外科. 2009, 44（3), p.276-278.

5）白井麻衣子・久下浩史・宮嵜潤二ほか. 肩こり特異的症状尺度と東洋医学的病態（五臓・気血水）の関連. Quality of Life Journal. 2016, 17（1), p.41-55.

6）濱口眞輔. 肩凝り，頸部痛，外傷性頸部症候群に対する漢方治療. ペインクリニック. 2017, 38, p.321-330.

7）（編集）加藤士郎.（部分執筆）濱口眞輔. 疼痛疾患（ペインクリニック）の漢方治療. 臨床力をアップする漢方―西洋医学と東洋医学のW専門医が指南！. 中山書店, 東京, 2019, p.194-202.

8）松本一男. 四逆散に就いて. 漢方の臨牀. 1979, 26, p.393-421.

9）今井美奈・松本園子・堤祐介ほか. 難治性疼痛に対する四逆散加味方の治療経験. 日本東洋医学雑誌. 2014, 65（2), p.115-123.

10）濱口眞輔・小澤継史・沼田祐貴ほか. 慢性痛患者に対する柴胡剤の使用経験. 痛みと漢方. 2016, 26, p.170-174.

11）新井信. 内科領域 神経筋領域 肩凝り. Modern Physician. 2001, 21, p.787-789.

12）中本泰正・岩崎有紀・木津治久. 葛根の水溶性抽出物の研究（第4報）：葛根の活性エキス（MTF-101）からのダイジン単離並びにその体温降下作用と鎮痙作用について. 薬学雑誌. 1977, 97（1), p.103-105.

13）白藤達雄・兵頭正義. 肩こりに対するツムラ葛根湯エキス顆粒（医療用）の効果. 痛みと漢方. 1992, 2, p.21-24.

14）長瀬千秋.「カネボウ漢方肩こり薬」（独活葛根湯）の肩こりに対する効果. 基礎と臨床. 1996, 30, p.633-644.

15）中永士師明・廣嶋優子・横井彩ほか. 頸肩腕痛に対する葛根加朮附湯の有効性について. 日本東洋医学雑誌. 2011, 62（6), p.744-749.

16）小林永治. 臨床レポート 釣藤散の頭痛，肩こりに対する効果について：－7症例からの検討－. 伝統と医療. 2014, 20（2), p.12-14.

症例で見る 慢性疼痛治療　漢方編

脊髄・脊椎に原因を持つ
神経障害性疼痛における漢方治療

平田ペインクリニック 院長

平田 道彦

はじめに

　脊椎の変形に伴う神経性の痛みには，末梢神経に起因するものと脊髄に障害が及ぶ中枢性のものとがある。前者には脊柱管狭窄症や脊椎症性神経根症があり，それらが合併するケースもある。罹病期間が長くなく，椎間板ヘルニア，脊椎の変形，骨棘の生成などによる神経への圧迫が軽度で，神経の変性がない場合は，漢方的にも治療は比較的容易である。具体的には頸椎の場合は葛根加朮附湯や桂枝加葛根湯と駆瘀血剤や利水剤の併用，腰椎の場合は牛車腎気丸と駆瘀血剤や利水剤の併用がファーストチョイスとなる。しかし，経過が長くなると神経障害性疼痛の様相を呈してきて，治療も困難になってくる。また，脊髄そのものに器質的な変化をきたし脊髄症になると，さらに難治である。特に悪性疾患の化学療法後や，さまざまな脊髄炎後の痛み・しびれ・異常感覚は漢方医学的にも治療困難であることが多い。

漢方医学的に脊髄・脊椎に原因を持つ神経障害性疼痛をどう捉えるか

　古い文献をみると，神経障害性疼痛と思われる痛みを伴う神経症状に応用されてきた方剤が数種類ある。十味剉散・萎証方・調栄湯などであるが，

それらの構成生薬の中で中心的骨格となっているのが四物湯である。つまり漢方医学的には神経障害の基本的な病態は血虚であり，その治療法は補血が重要と考えられてきたのである。

　しかし，脊髄や脊髄神経の障害を取り巻く病態は血虚だけではなく，それ以外にも瘀血や水滞などが存在すると考えるのが妥当である。さらに，交感神経系の緊張すなわち肝気鬱結の状態にあり，瘀血や水滞と絡み合うことで病態はさらに複雑となる。

　したがって，治療は障害を受けた神経を補血・滋養して正常な機能を復活させることが目的であるが，そのために駆瘀血・利水・疏肝・温補などの治療法を組み合わせながら行う必要がある。

　具体的には，補血・利水・温補は十味剉散を中心に，また疏肝解鬱としては抗アロディニア作用や下行性抑制系の賦活化作用を持つ抑肝散に期待することが多い。

　十味剉散は『勿誤薬室方函口訣』に「臂痛，筋を連ね，骨に及び，挙動艱難を治す」とあり，また「此の方は，血虚，臂痛甚だしき者を治す。又足痛，日を経え脛肉脱し，行歩艱難の者に効あり」と説明されている[1]。これは神経に対する圧迫や疎血が長期にわたり，神経性栄養因子が枯渇して筋萎縮を呈して（**写真1**），脱力などの症状を引き起こしている病状と解釈できる。十味剉散はエキス剤にないので，筆者は大防風湯と茯苓を含有する方剤を適宜組み合わせて用いている。桂枝茯

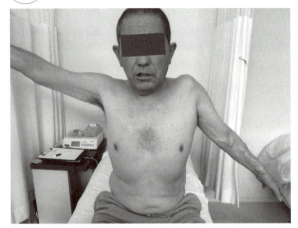
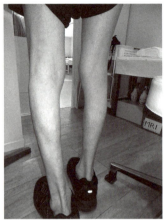

写真1　頸椎症性神経根症で左上肢は挙上制限があるうえに著明な筋萎縮を認める。
腰部脊柱管狭窄症のため，下肢の疼痛が慢性化し，筋肉の萎縮がみられる。

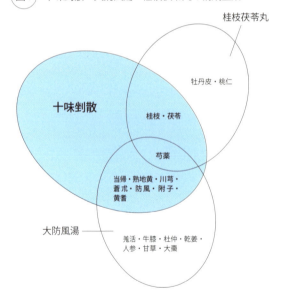

図1　十味剉散・大防風湯・桂枝茯苓丸の構成生薬

苓丸との併用例が多く，その場合構成生薬は**図1**のようになる。原方より薬味が多くなるが，神経障害性疼痛の複雑な病態を考えると，祛風湿や駆瘀血の方意が加味されて適応範囲が広くなるとも考えられる[2]。

症例1　腰椎症性神経根症の手術後も持続する痛みとしびれ

患者　77歳，男性。
主訴　左臀部のじんじんする痛み。
現病歴　2年前から左臀部にしびれのような感覚があり，次第に痛みを伴うようになった。腰部脊柱管狭窄症に伴う坐骨神経痛と言われて手術を受けたが，症状が軽くならない。痛みはステロイドの点滴を受けると軽くなり，入浴中は気にならないほどになる。NSAIDsの坐剤がある程度効く。透視下での神経根ブロックをしたが効かなかった。最近足が細くなった（**写真2**）。
漢方医学的所見　元気な高齢者で，脈は浮沈中間でやや緊。舌はやや乾燥しており，舌裏静脈の怒張を認める。腹診では小腹不仁を認めるほかは特になかった。
治療経過　慢性に経過した腰椎症性神経根症で，神経根の障害が強く経過が長いために神経性栄養

写真2

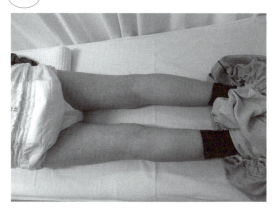

因子が枯渇して，筋萎縮を呈していると判断した。これは「脛，肉脱し，行歩艱難なるを治す」とあるとおり十味剉散の証と判断し[1]，大防風湯・桂枝茯苓丸の併用に加えて，腎虚にも配慮して牛車腎気丸と附子末を加えた。

大防風湯 7.0 g，桂枝茯苓丸 4.5 g，牛車腎気丸 5.0 g，加工附子末 1.0 g を各 1 日分 3（食間）で処方。

3週間後，「毎日座薬を使っていたが，3日に1回になった。近くのペインクリニックで腰部脊柱管狭窄症に対する点滴を受けたがあまり効かなかった」

7週間後，「座薬の使用はさらに減った。この4週間に2回だけ使用した」

11週間後，「ほとんどよくなったので薬をやめてみたい」と話すので，4週間分処方して廃薬とした。

症例2　椎間板ヘルニア摘出後の腰下肢痛

患者　29歳，男性。
現病歴　4年前にL5/S1の椎間板ヘルニア摘出術を受けた。手術直後から左の腰臀部から下肢に痛みがある。L5，S1の筋力が低下している。筋萎縮は目立たない。

漢方医学的所見　真面目そうな筋肉質の男性である。手掌は湿っていて冷たい。舌診では舌をよく出し，舌裏静脈の怒張が認められる。腹力は強く，腹直筋の緊張と胸脇苦満がはっきりと認められる。下痢気味である。

治療経過　「真面目そうな印象」「掌がしっとりと冷たい」「下痢気味」「胸脇苦満と腹直筋の緊張が著明」となると四逆散証は明らかで，痛みが慢性化していることの背景に交感神経の過度の緊張があると考えられた。

局所の症状は術直後からの腰下肢痛なので，手術によっても解決しない神経の障害があると思われ，筋萎縮ははっきりしないが，筋力低下があることから十味剉散の適応と判断した。四逆散 7.5 g，桂枝茯苓丸 4.5 g，大防風湯 7.0 g，加工附子末 1.0 g を各 1 日分 3（食間）で処方。

1週間後，「冷たくなる感じが減った。しかし，夜勤明けの朝には足の裏が地面につけないくらい痛い」

3週間後，「足の痛みは減ってきた。腰は天候が悪いと痛む」

6週間後，「足のしびれはほとんどない。以前は夜間しびれと痛みで起きていたが，それが全くない」

症例3　腰部脊柱管狭窄症手術後も遷延する腰下肢痛と間歇性跛行

患者　67歳，男性。
現病歴　1年半前，脊柱管狭窄症の診断で手術を受けたが，腰が痛く，10mも歩けない。整形外科で牽引・電気治療・マッサージを受けてきたが無効であった。鍼治療も無効であった。現在は第

5腰椎分離すべり症と言われている。

漢方医学的所見　元気な男性で，舌裏静脈の怒張を認め，腹診では小腹不仁以外の所見はない。

治療経過　手術後で回復していないことから，心理的に鬱屈したものがあるように思われたが，そういった印象はなかった。腰椎の神経根症で瘀血と腎虚が背景にあると診て，牛車腎気丸5.0g，桂枝茯苓丸3.0g，四物湯5.0g，加工附子末1.5gを各1日分3（食間）とした。

2週間後，「体がホカホカする。100歩は歩ける」

4週間後，「体が温かく，尿量が多い。200m歩ける」

6週間後，「痛みは確かに減ったが，しびれが残る。左腰の違和感は変わらない」

回復がいまひとつであることと，しびれ感が残存することから，神経障害性の因子が大きいと診て，大防風湯と桂枝茯苓丸の併用とした。大防風湯10.5g，桂枝茯苓丸3.0g，牛車腎気丸5.0g，加工附子末1.5gを各1日分3（食間）に変更。

8週間後，「体の細部にわたって，痛みが薄れた」

10週間後，「4kmくらいの散歩ができる」

16週間後，「ずいぶん改善した。ジョギングができる」

20週間後，「4〜5km走れる」

症例4　上肢のしびれと痛み

患者　49歳，男性。

現病歴　3〜4カ月前から左肩，上肢，手指にしびれと痛みがある。左肩甲骨あたりが非常に痛く，夜間痛で覚醒する。左腕をあげるとき，重たい物を持つとき，振り返るときに痛む。整形外科ではMRIを撮り，頸椎の神経がかなり圧迫されていると言われた。プレガバリンを服用しているが，眠くてしかたがない。このままで服用し続けていいものか心配になって来院した。

漢方医学的所見　筋肉質の男性。脈は沈脈。舌裏静脈が怒張しており，腹診では軽度の胸脇苦満を認めるのみであった。

治療経過　瘀血証が絡む頸椎症性神経根症と診て，葛根加朮附湯7.5g，桂枝茯苓丸4.5gを各1日分3（食間）とした。

1週間後，「眠られるようにはなった」

3週間後，「だいぶよくなったが，しびれた感じが残る」

神経の血虚が強いと診て，四物湯を併用した。葛根加朮附湯5.0g，桂枝茯苓丸3.0g，四物湯5.0gを各1日分3（食間）に変更。

5週間後，「背中の痛みが断続的になったが，しびれは改善しない」

神経障害性因子が大きいと診て，大防風湯7.0g，桂枝茯苓丸3.0g，葛根加朮附湯5.0gを各1日分3（食間）に変更。

9週間後，「軽くなった」

そこからさらに2カ月後，「いい感じで，しびれを感じない」

症例5　肩痛

患者　69歳，男性。

現病歴　13年ほど前から，左肩が痛い。動かさなくても痛みがある。整形外科で頸椎すべり症と言われて，リハビリテーションや頸椎の牽引をしてきたが治らない。

漢方医学的所見　体格のよい男性である。手掌は湿っていて，舌裏静脈が怒張している。腹診では胸脇苦満はなく，腹直筋の緊張も目立たない。便秘気味である。

治療経過　13年の病悩であるが，心理的な鬱屈は認められなかった。頸椎症性の肩痛と診て，瘀血証であるので桂枝茯苓丸3.0gに頸部筋群の緊張を取るために葛根加朮附湯5.0gを併用し，各

写真3　症例5の頸椎MRI画像

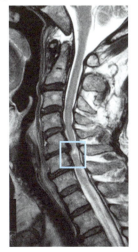
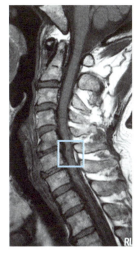
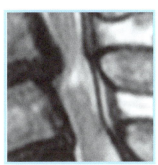
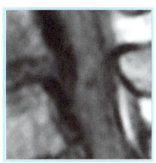

下が拡大した画像。C5/6レベルの頸髄に信号変化を認める（文献2より改変）。

1日分2（朝・夕食間）とした。

1週間後，「薬を飲むといいような気もするが……」

2週間後，「結局あまり変わらない」

ここで，頸椎のMRIを撮像したところ，**写真3**のようにC5，6レベルの頸髄に信号変化を認めた。頸髄症と診て，大防風湯7.0g，桂枝茯苓丸3.0g，葛根加朮附湯5.0gを各1日分3（食間）で処方。

4週間後，「あまり変わらないが，ひどい痛みが減った。鈍い痛みは減らない。薬を飲む時間になると痛くなる」

NRSは10→8。

6週間後，「昼間は痛みが軽くなった。早朝に激痛で覚醒する」

抑肝散5.0g，葛根加朮附湯5.0g，桂枝茯苓丸加薏苡仁5.0gを各1日分3（食間）に変更。

8週間後，「非常に軽くなった」

さいごに

以上の症例に示すように，大防風湯と桂枝茯苓丸の併用は神経の障害が強いと思われる症例に有効である。障害された神経の支配領域の筋肉や皮膚に萎縮がみられる場合や筋力の低下がある場

症例で見る慢性疼痛治療 - 漢方編 -

図2 フローチャート

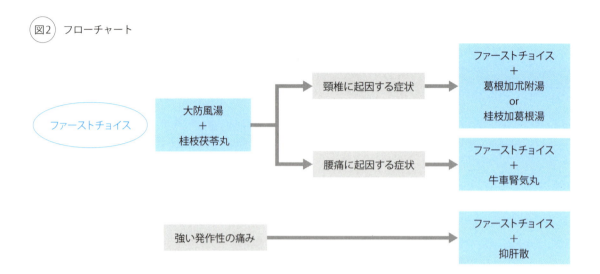

合，しびれが残存する場合に大防風湯と桂枝茯苓丸の併用をベースにいくつかの方剤を組み合わせると数週間で効果がみられることが多い。頸椎に起因する症状には葛根を加味する意味で，葛根加朮附湯や桂枝加葛根湯を併用する。また腰椎の場合は牛車腎気丸を併用するとよい。さらに，強い発作性の痛みが襲うような場合は，抑肝散を兼用すると効果的なことがある。頸椎症性神経根症，腰椎症性神経根症に対する漢方治療のフローチャートを図2に示す。

参考文献
1) 長谷川弥人. 勿誤薬室「方函」「口訣」. 創元社, 1985, p.639-640.
2) 平田道彦. 慢性痛に対する漢方治療. ペインクリニック. 2019, 40（7）, p.943-952.
3) 光畑裕正. 神経障害性疼痛に対する抑肝散の効果－臨床症例と動物実験結果. 痛みと漢方. 2010, 20, p.13-19.

症例で見る 慢性疼痛 治療　漢方編

慢性腰痛症の漢方治療

北九州市立門司病院

緒方 政則

はじめに

　慢性腰痛は3カ月以上続く腰痛で，痛みだけではなく，中枢神経系の機能変化や心理社会的要因による修飾を伴う[1]。わが国には慢性運動器疼痛患者が人口あたり15.4%おり，そのうち60%以上が腰背部痛を訴えている。また，慢性腰痛患者の約30%が，神経障害性疼痛の病態を持つといわれ[2]，臀部や下肢に痛みやしびれをきたす。

　慢性腰痛治療として神経障害性疼痛に効果があるデュロキセチン塩酸塩やプレガバリン等の薬物治療やブロック治療が推奨されているが[1]，副作用発現[3]や効果が乏しい場合，治療困難になることも多い。

　このような難治性腰下肢痛に対して東洋医学的治療（漢方薬・鍼治療）が著効することがある。今回，漢方薬服用で軽快できた4症例を提示する。

漢方医学的慢性腰痛症の考え方

　漢方医学では，患者の痛みや全身の状態を四診し六病位や気・血・水に基づいて，方剤を決定する。特に慢性腰痛症は気・血・水の異常や冷えが原因となり，それらが複合して起きる場合が多い。

　慢性腰痛症では，骨盤内や脊椎および神経周囲組織に血流障害（瘀血）を伴うことが多く，桂枝茯苓丸・治打撲一方・疎経活血湯・当帰芍薬散などの駆瘀血剤は必須である。冷えには，苓姜朮甘湯・当帰四逆加呉茱萸生姜湯などが効果を示す。またむくみなどの水滞には，五苓散・猪苓湯・真武湯が有効である。さらに慢性腰痛症では，気の異常（気鬱・気逆・気虚）を伴うことが多く，四逆散・抑肝散・半夏厚朴湯・香蘇散など気剤が著効することがある。

　一方，高齢者の腰痛やしびれには腎虚に対する八味丸・六味丸・牛車腎気丸が有効で，十全大補湯や人参養栄湯等の補剤との併用が効果を増強する場合がある。疼痛が強く，歩行障害等を伴う場合は鍼治療も有効である。

　慢性腰痛症患者は，身体活動性を低下させない運動が推奨されている[1]。筆者は東洋医学的治療だけではなく，正しい姿勢・無理のない運動・生活習慣の改善を患者に教育指導している。

症例1

患者　51歳，女性。

主訴　左腰背部痛（Numeric Rating Scale：NRS 4～5）。

現病歴　X−2年6月より左腰部痛が出現し，整形外科で加療を続けたが，X年8月末に左腰背部部痛が増強し，整形外科での腰椎X線画像では異常はなく，症状が改善しないため，9月中旬当科

受診となる。

既往歴　X－10年に左乳房切徐手術。X－2年に腰痛症。

漢方医学的所見　疲れやすい。頻尿。寒がり。背中が急に寒くなる。首や肩が凝る。足がむくむ。舌診：舌圧痕あり。微白苔。舌下静脈怒張あり。脈診：沈でやや細。腹診：腹力やや軟。両臍傍圧痛あり。腹部の冷えあり（特に下腹部）。両足の冷えあり。

治療経過　苓姜朮甘湯7.5g/日分3，桂枝茯苓丸加薏苡仁7.5g/日分3を処方。1週間後，腰背部痛はNRS 2～3に改善し，お腹が冷えないようになる。腹診でも冷えの改善がみられたため，有効と判定し継続処方とした。3週間後，朝方に少し痛みが出る程度となったため各5.0g/日分2に減量した。3カ月後，腰背部痛はほとんどなくなった。

考察　苓姜朮甘湯の原典は『金匱要略』で「腎著ノ病ハ，其ノ人身体重ク，腰中冷エ，水中ニ坐スルガ如シ，形水状ノ如く，反ッテ渇セズ，小便自利，飲食故ノ如シ，病下焦ニ属ス。身労シテ汗出デ，衣裏冷湿シ，久久ニシテ之ヲ得，腰以下冷痛シ，腰重キコト五千銭ヲ帯ブルガ如キハ，甘姜苓朮湯之ヲ主ル」とある。腰に冷えと痛みがあり，下肢倦怠感，むくみ，頻尿を伴う場合に使用し，冷えと水帯を改善する。

本症例では疲れやすい，頻尿，寒がり，足がむくむ等の自覚症状と腹部（特に下腹部：下焦）と両足に冷えを認めたために苓姜朮甘湯を処方した。さらに，両臍傍の圧痛も認めたために桂枝茯苓丸加薏苡仁を合方した。

穴吹は苓姜朮甘湯と桂枝茯苓丸加薏苡仁の合方投与後1～2週間で腰痛は著明に改善したが，下肢痛・しびれには効果がなかった。この合方は，水滞あるいは瘀血のある難治性の慢性腰痛症の特効薬となる可能性があり，椎間板障害が主に関与する慢性腰痛症に最も効果があると報告している[4]。

症例2

患者　60歳，男性。

主訴　両臀部痛，両鼠径部痛（NRS 5～6）。

現病歴　X年6月初旬より右腰痛と鼠径部痛出現。2週間後，左腰痛と鼠径部痛も出現した。7月初旬に整形外科を受診し，X線画像で異常はなく，鎮痛薬と湿布薬が処方され，ストレッチをするよう指導された。しかし，徐々に痛みが増強し，右下肢にもしびれが出てきたため，10月初旬に当科受診となる。

既往歴　X－6年に高血圧症と心筋梗塞（ステント留置術）。

現症　変形性腰椎症，右ラセーグテスト陽性，パトリックテスト陽性，右足に軽度知覚鈍麻あり。

漢方医学的所見　疲れやすい。体が重い。胸やけしやすい。胃もたれしやすい。耳鳴りがする。筋肉がピクピク動くときがある。腹診：腹力はやや軟，腹直筋緊張軽度，右臍傍圧痛あり。小腹不仁。舌診：微白苔で赤色。舌圧痕軽度。舌の震えあり。舌下静脈怒張。脈診：やや弦。

治療経過　治打撲一方7.5g/日分3，抑肝散加陳皮半夏7.5g/日分3を処方。2週間後，「痛みが出る頻度が半分くらいになり，痛みとしびれも少し減少しています」と話すため，効果ありと判定し，継続処方とした。4週間後，汗が出るくらい活動でき，痛みはNRS 1～2に軽減したため，4週間分を処方し終診とした。

考察　抑肝散の原典は『保嬰撮要』で「肝経ノ虚熱，搐ヲ発シ，或ハ発熱咬牙，或ハ驚悸寒熱。或ハ木土ニ乗ジテ嘔吐沫，腹張食少ナク，睡臥不安ナルヲ治ス」とある。抑肝散加陳皮半夏は本朝経験方で，痰湿の症候があり，虚弱で神経が高ぶったもので消化器機能の低下を伴う神経症や不眠症に用いる。

本症例は臀部痛と右下肢のしびれを伴う神経障

害性疼痛であり，筋肉のピクツキや舌の震えを認め，仕事でストレスも多く，神経過敏の状態と判断した。さらに胸やけ，胃もたれの消化器症状も伴っており，脾胃の虚，肝気の異常に対して抑肝散加陳皮半夏を処方した。また，舌下静脈の怒張と右臍傍の圧痛（治打撲一方点）があったため，駆瘀血剤として治打撲一方を合方した。

抑肝散は抗アロディニア効果があり，神経障害性疼痛を含む慢性痛に効果があり[5]，神経過敏を目安に使用するとよい。

症例3

患者 75歳，男性。
主訴 体動時痛（NRS 5～6）。左足のしびれ。
現病歴 5～6年前より腰痛。X年4月頃，腰痛が再燃し整形外科で加療。7月中旬，腰痛が増強。8月中旬，左下肢痛の激痛が出現し，体動困難となり，A病院入院。MRI検査でL4/5に椎間板ヘルニアを指摘。入院後，保存的治療を施行したが，体動時痛が持続するため，9月6日に紹介にて当院を受診し，入院となる。
既往歴 X－12年に脳梗塞（左不全麻痺）。X－10年に脳動脈瘤の手術。X－2年に右膝骨折。X－1年に前立腺肥大と高血圧症。X年に痔核手術。
現症 他院のMRI検査でL4/5の正中～左背側に突出するヘルニア，脊椎管の狭小化の所見がみられ左腰椎椎間板ヘルニア（L4/5）との診断を受ける。
漢方医学的所見 すこし黒ずんだ顔貌。足腰が重い。腰と膝に力が入らない。便秘ぎみ。たまにのぼせる。尿の回数が多い。腰から下が冷える。耳が聞こえにくい。手足の先がしびれる。脈診：沈，やや細。舌診：微白苔，舌下静脈の怒張。腹診：腹力中等度，臍上悸，右瘀血点に圧痛，小腹不仁。両足に冷えと軽度のむくみあり。

治療経過 当院入院時の体動時痛はNRS 5～6。両足の冷えとむくみがあり，左足のしびれが強いため，牛車腎気丸7.5g／日分3を処方しリハビリを開始した。2週間後には，体動時痛はNRS 3に改善した。3週間後，臍傍の圧痛，舌下静脈の怒張に加え痔症状もあったため，桂枝茯苓丸7.5g／日分3を追加処方した。その後，経過は順調で入院5週間後，痛みはNRS 2となりADLも改善したため，入院7週間後退院となる。
考察 牛車腎気丸の原典は，『済生方』で「腎虚シテ腰重ク，脚腫シ，小便利セザルヲ治ス」とある。腎虚があり腹診で小腹不仁を認め，四肢が冷え，むくみがあり排尿異常があるものに用いる。本症例は，すこし黒ずんだ顔貌で足腰が重い，腰と膝に力が入らない，頻尿，腰以下の冷え，耳が聞こえにくいといった訴えや小腹不仁などの腎虚を示す症候と両足の冷えとむくみを認めたために，牛車腎気丸を処方した。

さらに歩行時痛としびれが取れず，右瘀血点に圧痛，舌下静脈の怒張，痔等の瘀血症候が認められたために桂枝茯苓丸を追加処方した。桂枝茯苓丸の主な使用目標として，冷えのぼせと，瘀血症状があり，腹候として小腹鞕満，瘀血点の圧痛が認められることがある。また，月経不順・月経困難症・子宮筋腫・更年期障害に多く用いられるが，男性にも有効である。

症例4

患者 90歳，女性。
主訴 両腰から両下肢の痛みとしびれ（左＞右）。歩行困難。
現病歴 80歳頃より腰痛。X－1年12月頃より腰痛が増悪し，12月下旬B病院整形外科を受診し，脊柱管狭窄症の診断で鎮痛薬の投与と仙骨ブロックを受けるも軽減せず，腰痛症状が悪化し

た。X年3月下旬から左大腿から膝前面にかけての痛みが出現し，立てなくなり，歩行困難となった。X年4月上旬，当院へ紹介入院となる。

既往歴 50歳時に高血圧症。85歳時に喘息。89歳時に腰部脊柱管狭窄症とペースメーカー植込み。

入院時現症 腰から両下肢の痛み（特に左膝前面）としびれ（左＞右）。安静時痛はNRS 6。立位でNRS 9～10。歩行困難。寝返りができない。CTでL1/2の両側椎間孔の変形・狭小化，L2/3，3/4の左椎間孔の変性・狭小化，L4/5，5/Sの右椎間孔の変性・狭小化を認め，腰部脊柱管狭窄症と診断。

漢方医学的所見 目がかすむ。便秘ぎみ。喉が渇く。腹診：腹力は2/5，腹直筋の緊張あり，右臍傍の圧痛あり。舌診：やや乾燥して舌尖が赤色。脈診：やや弱で沈。皮膚のかさつき，両足の冷えあり。

治療経過 入院後，桂芍知母湯6.0g/日分2，治打撲一方5.0g/日分2，附子末1.0g/日分2を処方し，疼痛が強く歩行困難なため鍼治療を開始した。入院4日後，両腰から下腿にかけての痛みとしびれが軽減し，入院1週間後には安静時痛はNRS 1～2，体動時の左膝前面痛はNRS 4～5まで改善。その後，週2～3回の鍼治療で10日後には杖歩行が可能となり，リハビリを開始した。入院2週間後，歩行時痛はNRS 3まで軽減したため，治打撲一方を当帰芍薬散に変方し，桂芍知母湯6.0g/日分2，当帰芍薬散5.0g/日分2，附子末1.0g/日分2とした。入院18日後，歩行時左膝前面痛も消失した。杖歩行で病院内の階段を3階まで上り下りできるため，入院52日後退院となる。

考察 桂芍知母湯の原典は『金匱要略』で「諸ノ肢節疼痛，身体尪羸，脚腫レ脱スル如ク，頭眩シ短気温温トシテ吐サント欲ス，桂枝芍薬知母湯之ヲ主ル」とある。すなわち，さまざまな肢節が痛み，体が痩せ衰え，脚が腫れて機能不全のような状態になり，めまいや息切れ，嘔吐するものによいとされる。

本症例では，関節に発赤，熱感はなかったが，側弯・椎体変形がひどく，下肢運動障害としびれ，口渇，るい痩もあり，桂芍知母湯を処方した。入院時の痛みが強く，便秘があり，治打撲一方の圧痛点も認められたため，治打撲一方と附子末を合方した。2週間後，痛みとともに便通はよくなったが，皮膚・毛のかさつき，右臍傍圧痛，両足の冷え・むくみ等があることから血虚・水毒・冷えの病態と考え当帰芍薬散と附子末に変方した。

今回，腰から両下肢にかけて強い痛みとしびれがあり，歩行困難な状態だったため，鍼治療を漢方薬治療と併せて行った。併用療法で2週間後には痛みが軽減し，歩行可能となり，早期除痛と機能回復が可能となった。

慢性痛は疼痛伝達の機能異常による疾患群であり，下行性疼痛抑制経路の減弱や障害を伴う。鍼治療は脳，中枢神経，末梢で内因性オピオイドを分泌させ，炎症や疼痛を減弱し，下行性疼痛抑制経路も賦活する[6]。

鍼治療と漢方薬の併用療法は異なる作用部位や疼痛改善の機序の組み合わせで相乗・相加作用があり，治療困難な場合でも有効な治療となり得る。

まとめ

慢性腰痛症に東洋医学的治療（漢方薬・鍼治療）が著効することがある。慢性腰痛症は，骨盤内や神経組織周囲の血流障害（瘀血）を伴っているケースが多く，駆瘀血剤の使用は特に重要である。さらに腎虚，気・血・水や冷えの異常を是正する方剤を適切に選択することにより疼痛改善につながる。また，患者に姿勢・運動・日常生活の改善等を教育指導することが肝要である。

文献

1) 慢性疼痛治療ガイドライン作成ワーキンググループ編. 慢性疼痛治療ガイドライン. 真興交易株式会社医書出版部, 2018.
2) 住谷昌彦・松林嘉孝・筑田博隆ほか. 腰痛治療最前線 慢性腰痛に対する薬物療法はどのように行うか. Modern Physician. 2014, 34（3）, p.299-303.
3) 寺村晋・元津康彦・手島隆志. 慢性腰痛患者に対しデュロキセチンを投与した場合の副作用の発現, および忍容性の評価と鎮痛効果について. 中部日本整形外科災害外科学会雑誌. 2018, 61（1）, p.193-194.
4) 穴吹弘毅. 苓姜朮甘湯と桂枝茯苓丸の合方による慢性腰痛症に対する治療経験. 日本腰痛学会雑誌. 2004, 10（1）, p.81-85.
5) 光畑裕正. 慢性疼痛の漢方治療―痛み・冷え・気に対する処方―. 順天堂医学. 2012, 58（5）, p.403-408.
6) Zhang R, Lao L, Ren K, et al. Mechanisms of acupuncture-electroacupuncture on persistent pain. Anesthesiology. 2014, 120（2）, p.482-503.

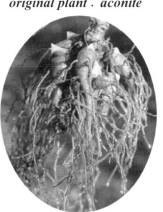

症例で見る慢性疼痛治療　漢方編

下肢の慢性疼痛（神経痛・関節痛・筋肉痛）に対する漢方薬による治療方法の考え方

那須赤十字病院 第一整形外科部長

吉田 祐文

はじめに

「漢方医学における慢性疼痛の考え方」を一般的な視点と筆者の視点（私見）から初めに解説し，日常的に接する機会が多いと考える慢性疼痛の症例を自験例の中から3パターン提示する。対象は「下肢の慢性疼痛（神経痛・関節痛・筋肉痛）」とした。

ここで筆者の漢方は寺澤捷年先生の『症例から学ぶ和漢診療学』（医学書院）を教科書とし，使用する漢方薬はエキス剤のみである。

また，漢方医学的な病態の解説は紙面の都合で成書に譲らざるを得ないことをお詫びする。

漢方医学における慢性疼痛の考え方

筆者は日本整形外科学会と日本東洋医学会の専門医であるため，日常の診療では西洋薬も漢方薬も区別も差別もなく（当然，東洋医学や漢方薬に対する偏見はない）使用している。

10年間，整形外科医としてトレーニングを受け，模索・研鑽する中で漢方薬の治療効果の可能性に触れ，その後，20年間実践の場で特定の先生に師事することなく，漢方治療を習得し，模索・研鑽してきた。私は，漢方薬を単独で使用して治療をするのではなく，整形外科的な治療（手術，

リハビリテーション，運動療法，日常生活指導，ブロック療法など）と西洋薬（この間にさまざまな疼痛に対する効果の高い治療薬が使用できるようになってきた）による薬物治療を十分に行い，かつ必要に応じて漢方薬を使用するというスタイルを取っている。

つまり，あくまでも治療の基本は西洋医学であり，①それで効果がない場合，②ある程度の効果はあるが，さらに効果を高めたい場合，③明らかに漢方薬の治療を初めから行った方が有益な場合，に漢方薬を使用している。プロの整形外科医として，西洋医学的な治療を十分に行ったうえでそれを補完する形で漢方薬を駆使している。

したがって，筆者にとっては「漢方医学における慢性疼痛」が単独に存在するわけではなく，「洋漢統合した治療の中での慢性疼痛」が存在することになる。つまり，筆者が「慢性疼痛」を漢方医学の切り口からみたものも，上述した①～③になる。西洋医学的な治療を十分に行っても効果がない場合に漢方薬を主とした治療に切り替えるのが①，西洋医学的な治療である程度の効果はあるがさらに効果を高めたい場合に漢方薬を併用するのが②，経験的に（漢方の業界での一般常識として，あるいは筆者の個人的な経験から）明らかに漢方薬の治療を初めから行った方が有益な場合が③である。実際の症例の解説をする中で，それぞれ具体的に説明する。

なお，読者それぞれに立場，ご意見はあるだろ

うが，筆者の立場は「漢方薬の治療は臨床の現場ではときに非常に有用であるが，その世界観に心酔しているわけではなく，治療効果を高めるためにその世界の約束ごとを必要に応じて順守している」である。

症例1　下肢の慢性疼痛（神経痛）

患者　70代，女性。

主訴　両下肢痛。

現病歴　来院の数年前より両臀部痛が発症。両大腿部，下腿部に疼痛が広がり，強くなってきたため近医（整形外科）を受診した。単純X線から変形性脊椎症と診断されNSAIDsと筋弛緩薬と胃薬，外用薬が処方され，温熱療法なども行われたが，わずかな改善にとどまった。当時はまだプレガバリン，トラマドール塩酸塩，ブプレノルフィン塩酸塩などが販売される10年以上も前であり，NSAIDsと筋弛緩薬と胃薬，外用薬の組み合わせの中でそれぞれの変更がときに行われるのみで，医師も患者本人も「もっとよくなるとも思えず，現在のわずかな改善が維持されるのであればそれでいいのかな……」という心境で数年が経過していた。

X年4月に知人に勧められて筆者の外来を受診したときは，「いわゆる腰痛は軽度でつらくはない。下肢痛に関しては横になっているときにはなく，長く座っていたり，立ち話をしたり，歩いていると臀部から下肢（大腿および下腿後面）に痛みが出てくる。しかし，立ち上がってじっとしていたり，しゃがんで休んだりしていれば軽減してまた同じ姿勢や動作ができるようになる。梅雨時や冬の寒い時期には痛みは強くなりがちであるが，できれば手術はしたくない」という状態であった。

所見　身長160cm弱，体重50kg弱と小柄。高血圧で内科に通院していることを除き大きな既往歴はない。見た目は虚弱な感じで，冷え症。食欲は普通で，週に何度かは車を運転して買いものに出かけていたが，その日は夕方になると両下腿以下にむくみが出て，就寝後は朝方まで2回はトイレに起きる，ということであった。

新聞を読んだり，テレビを見たりしていると疲れてしまう。最近，頭髪が抜けやすい。眼瞼部に色素沈着があり，腹証では小腹不仁が顕著で，臍傍部に複数の圧痛を認めた。また，標準的な整形外科的治療は行われていると考えられた[1]。

治療経過　腰椎MRIでは多椎間の脊柱管狭窄があり，整形外科的には混合型の腰部脊柱管狭窄症，漢方医学的には腎陽虚と天気病みであると考え，牛車腎気丸[2]のエキス剤7.5gを1日量として追加処方した。服薬中のロキソプロフェンナトリウム水和物60mg×3錠，クロルフェネシンカルバミン酸エステル125mg×3錠，レバミピド100mg×3錠は本人の希望で継続した。

牛車腎気丸の投与開始より2週間後には夕方のむくみが減ったような気がし，夜間のトイレも1～2回に減り始めたようであり，同方を継続した。4週間後には夕方のむくみは気にならなくなり，夜間のトイレは1回に減り，痛みも軽減し始めた。3カ月後には痛みは全般的に半分程度まで軽快した。全経過で最もつらかった未治療時の痛みの程度を10とすると当科初診時には8～9，牛車腎気丸投与3カ月後には5まで減っていた。以前からの西洋薬は1日1回の服用は必要であった。その後，入梅時には五苓散[2]のエキス剤7.5gを1日量として追加処方し，冬の寒さに合わせて当帰四逆加呉茱萸生姜湯[2]のエキス剤7.5gを1日量として追加処方したが「例年よりも梅雨と冬を楽に過ごすことができた」と満足してもらうことができた。

症例2　下肢の慢性疼痛（関節痛）

患者　80代，男性。

主訴　両膝関節痛。

現病歴　1年前より誘因なく発症し，歩行がつらくなってきたため，近医（整形外科）を受診した。単純X線から変形性膝関節症と診断されNSAIDsと胃薬，外用薬が処方された。週1回，連続4週のヒアルロン酸製剤の関節内注射が1〜2カ月おきに行われ，温熱療法なども行われたが，わずかな改善にとどまった。その後，当科に転医し，トラマドール塩酸塩，ブプレノルフィン塩酸塩などが使用されたが嘔気や便秘のコントロールがつかず，X年8月に筆者の外来を（科内で）紹介された。「膝関節痛のため膝は左右ともに曲がらず，正座はできない。立っていても痛くなりすぐに座ってしまう。移動は自宅では壁伝いにゆっくりで，屋外では杖や介助が必要だが頑張ってもせいぜい50m程度しか歩けないため外出は病院に行くときだけ。膝に水がたまることはなく，穿刺の経験もない。当科では手術の話もされたが，もう年なのでするつもりはない。冬の寒い時期は痛みが強いので，ほぼ終日居間の掘り炬燵で過ごしている」という状態であった。

所見　身長は約165cm，体重は約50kgと小柄。高血圧で内科に，前立腺肥大で泌尿器科にそれぞれ通院していることを除き大きな既往歴はない。見た目は痩せていて，膝は軽度のO脚で左右ともに大腿部が細く，膝が一見腫れているように見えるが炎症所見も関節液の貯留もなかった。可動域は左右ともに他動的に80〜90度程度であった。食欲はあまりなく，胃腸は丈夫ではない。便秘はない。就寝後は朝方まで2〜3回はトイレに起きるのでベッドの横にポータブルトイレを置いている。

　かぜを引きやすく，疲れやすい。顔色は不良で皮膚は乾燥していた。腹力は軟弱で，小腹不仁もあり，臍傍部には複数の圧痛も存在した。舌の色は暗赤紫化していて，両膝関節の周囲には毛細血管の拡張も認められた。また，標準的な整形外科的治療は行われていると考えられた[3]。

治療経過　単純X線では中等度の関節裂隙狭小化と内反変形があり，整形外科的には中等度の変形性膝関節症，漢方医学的には気血両虚と鶴膝風であると考え，大防風湯[2]（だいぼうふうとう）のエキス剤7.0gを1日量として処方した。服薬中の西洋薬は，本人・家人と相談して胃薬を除きセレコキシブ100mg×2錠，ランソプラゾール15mg×1錠は中止した。可動域に変化はなかったが4週間後には痛みは軽減し始めており，2カ月後には70〜80m程度の屋外歩行が可能となった。冬場には大防風湯の1日量を10.5gまで増量し自己管理としたが，例年よりは過ごしやすかったと満足してもらうことができた。

症例3　下肢の慢性疼痛（筋肉痛）

患者　60代，女性。

主訴　夜間の両腓腹部痛。

現病歴　数カ月前から誘因なく主訴が出現するようになった。市の健康診断の骨密度検査で医療機関を受診するように連絡があり，X年8月に当科を受診したが，予診票に夜間の両腓腹部痛についても記載されていたため筆者の担当になった。骨密度測定と結果へのアドバイス等は型通りに行われ，腓腹部痛についての診察となった。X—2年にも同様のエピソードがあり，かかりつけの内科で漢方薬（詳細不明）が処方され早期から効果を認めたが，継続して服薬していたところ血圧が徐々に上がってきたため，血液検査を行い何らかの値が影響を受けているため（詳細不明）中止となったという。その後，今回発症するまで腓腹部

痛は再燃していなかった。地域連携室を介してかかりつけ医に情報提供をお願いしたところ，漢方薬は芍薬甘草湯のエキス剤で1日量7.5gで服用し，血清カリウム値が3.2 mEq/Lまで低下したための中止であったことがわかった[2]。

所見　身長は約160cm，体重は約55kg。中肉中背で体力は中等度以下と思われた。加療中の高血圧，高脂血症を除き大きな既往歴はなかった。「毎晩痛みが出るわけではない。明け方につるような痛みが出て目覚め，足首の背屈を保持したり，もんでいると痛みが取れてまた眠れるようになる。日中に歩いたり家事が立て込んだり畑仕事をして疲れた日につりやすい。また寒いときや冷えるときに多いような気がする」ということであった。

治療経過　芍薬甘草湯の副作用と前回中止に至った理由についてまず説明した。本来は，芍薬甘草湯を処方したいところであるが，今回は別の漢方薬を試してみて，それでだめならば芍薬甘草湯を就寝時にだけ服用することとした。見た目は体質虚弱で，疲れやすく，腹証では腹直筋の緊張を認めたため，小建中湯[2]のエキス剤2.5gを疲れた日，あるいは寒い日の就寝前に服用することとした。初めの1週間で3回ほど服薬したがほとんどつることはなく，たまたまトイレで目覚めたときに軽く痛むような気がしただけで，あとの1週間は服薬せずに過ごすことができた。血清カリウム値も投与前が4.2mEq/L，2週間後の再診の時点で4.1mEq/Lと正常範囲内であり，その後はつりそうなときだけ服薬するようにしているが血圧は上がらず，眠ることがつらくなくなったと満足してもらうことができた。

考察

それぞれの症例で漢方薬を使用した理由は，「漢方医学における慢性疼痛の考え方」の項で説明し

たように，西洋医学的な治療を十分に行っても効果がない場合に漢方薬を主とした治療に切り替えるのが①，西洋医学的な治療である程度の効果はあるがさらに効果を高めたい場合に漢方薬を併用するのが②，経験的に（漢方の業界での一般常識として，あるいは筆者の個人的な経験から）明らかに漢方薬の治療を初めから行った方が有益な場合が③であるとすると，症例1は②，症例2は①，症例3は③である。

服薬中の西洋薬を継続するか中断するかは，明らかに効果がない場合には中断で問題ないが，少ないながら効果がある場合には中断を不安に感じ，その不安感が治療成績に影響する患者さんが存在するので，よく相談したうえで決めることが必要だと考えている。

症例1も2も漢方医学的な病態は単独なものではない。症例1は補腎剤の牛車腎気丸を選択したが，血虚と瘀血も認めていた。脊柱管狭窄症に対しては疎経活血湯のエキス剤を選択することも多いが，牛車腎気丸を選択したのは小腹不仁が顕著であったこと，繰り返す下腿以下のむくみ，夜間頻尿などが効能効果によく合っていたからであり[2]，治療経過がその選択は間違いではなかったことを示している。しかし，疎経活血湯を選択しても効果が得られていた可能性は否定できない。牛車腎気丸と疎経活血湯の併用は間違いではないが，単剤から開始してその効果をみて併用あるいは変更とする方が選択の判断がどうであったかがよくわかり，技量が上がりやすいと考える。

症例2は気血双補剤で利水剤の大防風湯を選択したが，瘀血も認めており，大防風湯で効果を見たうえで治打撲一方のエキス剤などの駆瘀血剤を併用したらどうであったか，今回この原稿を書くにあたり反省させられた。

症例3は芍薬甘草湯で偽アルドステロン症が出現した症例へのこむら返りの対処方法を紹介した。いくつかの選択肢があるが，血虚の要素が強

い症例では四物湯のエキス剤を選択すべきとの報告もあり[2, 4]，筆者も有効例を複数の症例で経験している。

まとめ

病態（証）により漢方薬の選択をすれば，西洋薬を駆使しても改善に乏しい慢性疼痛の症例でも改善する可能性がある。

慢性疼痛の漢方医学的な病態は複雑であり，複数ある病態のどれから治療すればよいのか私の中でも，学会の中でのコンセンサスとしての正解はまだなく，経験と見聞した知識に負うところが大きい。多くの知見を集積していくつかの原則をまとめるべき時期が来ていることを日々痛感する。

文献

1）（総編集）福井次矢・高木誠・小室一成．（部分執筆）大谷晃司．腰部脊柱管狭窄症．今日の治療指針2019年版．医学書院，2019, p.1146-1148.
2）髙山宏世．腹証図解漢方常用処方解説（第43版），日本漢方振興会漢方三考塾，2008年，p.156-157（牛車腎気丸），p.234-235（五苓散），p.268-269（大防風湯），p.42-43（芍薬甘草湯），p.138-139（小建中湯），p.266-267（疎経活血湯），p.170-171（四物湯）．
3）（総編集）福井次矢・高木誠・小室一成．（部分執筆）眞島任史．変形性膝関節症．今日の治療指針2019年版．医学書院，2019, p.1123-1127.
4）伊藤隆．こむら返りを防ぐ漢方薬は芍薬甘草湯が有名だが血圧上昇など副作用も多く四物湯が有効と臨床で実証．こむら返り整形外科の名医が教える自力克服大全（わかさ夢MOOK 121）．わかさ出版，2019, p.48-49.

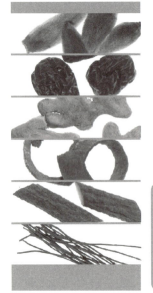
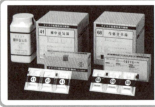

症例で見る **慢性疼痛治療** 漢方編

帯状疱疹後神経痛の漢方治療

鹿児島市医師会病院 ペインクリニック内科

園田 拓郎

疾患概念

　水痘帯状疱疹ウイルス（VZV）への初感染による水痘罹患後，VZV は脊髄後根神経節に潜伏感染し，宿主の加齢，免疫力低下に伴い VZV が再活性化し，神経の支配領域に限局して疾患を起こしたものが帯状疱疹である[1]。帯状疱疹では集簇性の水疱形成のほか，神経周膜への感染がしばしば観察され，Schwann 細胞や軸索の変性を伴い，帯状疱疹の痛みの原因とされる[2]。日常生活に影響するほどの激しい痛みや，皮疹消退後も痛みが数カ月から数年にわたり残存する難治例をしばしば経験する。

漢方医学的な診断と治療

　帯状疱疹関連痛を漢方（医学）的にみると炎症の強い実熱証から始まり，徐々に熱が冷め，やがて温めると痛みが軽快する虚寒証へ移行する。時期によって虚実寒熱が変化する疾患である。急性期の痛みは熱証と水毒による痛みなので清熱利水を行う。慢性期の痛みとしびれは瘀証と考えるので，風・寒・湿の邪に対して桂枝湯に利水の朮と温補の附子を加えた桂枝加朮附湯が基本方剤となる[3, 4]。神経の障害は，漢方では血虚と考えるので補血薬の主方である四物湯および四物湯が配

合された方剤を併用する[4, 5]。

　方剤選択に際しては，寒熱で急性期・亜急性期・慢性期に分けて考える。また，体の部位によっても方剤が異なるので部位に応じた方剤を選択する。寒熱の鑑別が最も重要で，急性期で炎症（熱）が盛んな時期に温性の生薬である附子を投与したり，慢性期で寒の状態にある痛みに清熱剤や NSAIDs を投与したりすると逆の治療になってしまい鎮痛は得られない。自発痛とアロディニアでは治療薬が異なるが，自発痛の改善に伴いアロディニアも軽快することを多く経験するので，筆者は自発痛を優先して治療している。アロディニアは滋陰が必要となるので六味丸と麦門冬湯を併用する[6]。帯状疱疹発症の背景として，疲労やストレス，体力の低下があるので，心因的なものも含め全身状態に配慮する。

1）急性期（熱証）

　皮膚や神経周囲の炎症が強く，発赤を伴う水疱形成を認める時期。消炎・清熱を基本に水疱に対して利水を図る。基本方剤は越婢加朮湯＋五苓散となる。炎症（熱）の程度の弱いものは柴苓湯（小柴胡湯＋五苓散）の適応となる場合もある。皮疹が膿性であれば十味敗毒湯を併用する（**図1**）。越婢加朮湯は NSAIDs やステロイドと併用し相加効果を得られるが，麻黄を多く含むため胃腸障害や心疾患，前立腺肥大などに十分な注意が必要である。

　高齢者や虚弱体質では，まれに急性期から寒証

を呈する場合があり，麻黄附子細辛湯の適応となるものがある。全身の冷えや，顔色不良，脈が弱く沈遅といった所見があれば麻黄附子細辛湯を考慮する。

2）亜急性期（寒熱錯雑）

皮疹が消退傾向となり瘢痕化する時期。急性期と慢性期のはざまで寒熱が入り乱れている。NSAIDs の効きが悪くなるが，入浴や温罨で痛みが改善しない時期でもある。急性期から亜急性期がなく慢性期に移行するものや，亜急性期が2～3カ月程度長引く場合もあるので，その都度，寒熱の確認をすることが重要である。基本方剤は温清飲だが，体幹部の場合は四逆散＋香蘇散を併用する（図1）。

3）慢性期（寒証）

基本方剤は桂枝加朮附湯＋四物湯であるが，体の部位によって処方を組み立てる。頭頸部は葛根加朮附湯＋四物湯。体幹部の痛み，特に胸椎神経領域の痛みは胸脇苦満と捉えるので，柴胡疎肝湯の方意となる四逆散（柴胡剤）＋香蘇散＋四物湯を用いる。ただ，体幹部でも冷えが目立つ場合は桂枝加朮附湯＋四物湯がよい（図1）。麻黄剤である葛根加朮附湯が使えないときは，体力に応じて桂枝加朮附湯や麻黄附子細辛湯に変更する（図2）。四逆散も証に応じて加味逍遙散や抑肝散，大柴胡湯などに変更する。四物湯（地黄・当帰・芍薬・川芎）は地黄を含むため胃腸障害で服用できない場合があるが，地黄で胃がもたれるときは，補脾薬である四君子湯が配合された十全大補湯の併用や，当帰芍薬散（四物湯去地黄＋蒼朮・茯苓・沢瀉）に変更する（表）。

症例1　急性期・体幹部

患者　82歳，女性。

現病歴　発症6日目の腹部の帯状疱疹。左側腹部

表　慢性期での四物湯類の使い分け

方剤	症状など
当帰芍薬散	虚証。むくみがある。地黄が胃に障る。
十全大補湯	倦怠感が強い。食欲不振。
当帰飲子	痒みが強い。

から背部にかけて痛みが出現，2日後に皮膚科を受診し，抗ウイルス薬とプレガバリン25mgの処方を受けたが痛みが強いため来院。

所見　発赤した集簇性の小水疱を認め，一部は癒合し黄色膿を含んでいた。自発痛 NRS 8/10。アロディニアなし。

経過　越婢加朮湯5.0g＋五苓散5.0g／各日分2（朝・夕食前）とロキソプロフェンナトリウム水和物60mg×3錠を処方。4日後には皮疹は消退傾向となっており半数が痂皮化，一部に黄色膿を含む皮疹が残存。痛みは NRS 4/10 と改善したが痒みが強くなった。皮疹の発赤が取れたことと痒みを目標に温清飲5.0g／日分2（朝・夕食前）へ変更。

2週間後，NRS 3/10，強い痒みが残る。痒みと黄色膿を目標に消風散5.0g／日分2を温清飲に追加。

3週間後，痒みが治まってきた。同方を継続し7週間後に治療終了。

症例2　亜急性期・体幹部→慢性期

患者　70歳，男性。

現病歴　発症後1カ月の腹部の帯状疱疹。皮膚科で抗ウイルス薬の投与と鎮痛薬としてプレガバリン150mgとロキソプロフェンナトリウム水和物60mg×3錠を処方された。1カ月経過するも強

図1　帯状疱疹後神経痛での漢方薬の使い分け

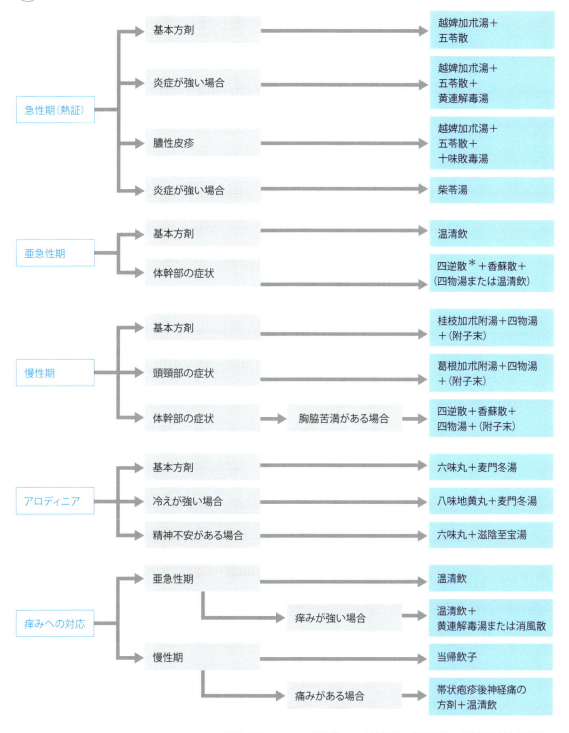

＊四逆散は証によって，抑肝散・加味逍遙散・大柴胡湯など柴胡剤を適宜選択。

図2 慢性期での虚実による方剤の使い分け

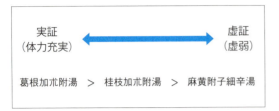

い痛み NRS 8/10 が1日中続いているため受診。
所見 痛みは入浴で軽快しない。帯状疱疹発症後から便秘がち。腹診では腹力が充実し，がっちりとした両側の胸脇苦満を認める。
経過 亜急性期で体幹部の痛みがあり，がっちりとした胸脇苦満と便秘を目標に，柴胡剤から大柴胡湯を，入浴で改善しない熱の残る痛みなので温清飲を選択。大柴胡湯5.0g＋香蘇散5.0g＋温清飲5.0g／各日分2（朝・夕食間）として処方。プレガバリンとロキソプロフェンナトリウム水和物は継続。胸部硬膜外ブロック施行。

2週間後，NRS 5/10。便が出てから痛みが軽くなったようだ。ロキソプロフェンナトリウム水和物を中止。胸部硬膜外ブロック施行。

4週間後，NRS 4/10。

2カ月後，NRS 3/10。入浴で痛みが軽快するようになる。寒証への変化がみられたため，四逆散5.0g＋香蘇散5.0g＋四物湯5.0g＋加工附子1.0g／各日分2（朝・夕食間）に変更。

4カ月後，痛みは気にならなくなり治療終了。

症例3　慢性期・体幹部

患者 72歳，女性。
現病歴 発症後2カ月の胸部の帯状疱疹。皮膚科で抗ウイルス薬の投与と鎮痛薬としてプレガバリン150mgとトラマドール・アセトアミノフェン配合剤3錠を処方された。NRS 7/10の痛みが残

る。夜間痛のため眠りが浅い。
所見 生来便秘で下半身が冷える。多愁訴で延々と症状を話す。入浴すると，なんとなく痛みはよい。食欲がなく元気が出ない。
経過 慢性期で体幹部の痛みがあることから柴胡剤から加味逍遙散を選択。体力低下が目立つので補中益気湯を兼用とした。加味逍遙散5.0g＋香蘇散5.0g＋四物湯5.0g／各日分2（昼食間・眠前）と補中益気湯5.0g／日分2（朝・夕食間）と夜間痛に対してアミトリプチリン塩酸塩10mg1錠（眠前）を開始。胸部硬膜外ブロック施行。

2週間後，NRS 5/10。眠れるようになった。食欲が出て，便通が改善。胸部硬膜外ブロック施行。

4週間後，NRS 4/10。入浴で痛みがはっきり軽快するようになり加工附子1.0gを追加。補中益気湯を中止。

3カ月後，痛みはなくなり治療終了。

症例4　慢性期・頭頸部

患者 75歳，男性。
現病歴 発症後6週間の三叉神経第1枝の帯状疱疹。皮膚科で抗ウイルス薬の投薬治療後，痛みが強かったため発症後3週から近医ペインクリニックで星状神経節ブロックを受け，プレガバリン75mg×2錠を処方された。痛みは少し軽減したものの，めまいと眠気が出現しプレガバリンの増量が困難であったため漢方治療を希望し当科紹介となった。
所見 NRS 7/10。入浴で痛みは軽減する。痒みが強い。痩せ型だが脈はしっかりしている。
経過 慢性期の頭頸部の痛みなので，基本は葛根加朮附湯＋四物湯だが，痒みが強いので，四物湯を当帰飲子に変更し，葛根加朮附湯7.5g＋当帰飲子7.5g／各日分3（毎食間）で開始。プレガバリンは継続。星状神経節ブロック施行。

1週間後，NRS 2/10。プレガバリン中止。痒みも軽快。

2週間後，NRS 1～2/10。めまいと眠気が改善。

4週間後，痛みと痒みは消失し治療終了。

症例5 慢性期・四肢

患者 82歳，女性。

現病歴 発症後1カ月の左L2の帯状疱疹。かかりつけ医で抗ウイルス薬の治療を受け，プレガバリン150mgとトラマドール・アセトアミノフェン配合剤3錠，デュロキセチン塩酸塩20mgが処方されているが強い痛みが続くため当科紹介。

所見 皮疹は消退し色素沈着が残る。チクチクとした痛み，NRS 7/10。アロディニアはない。入浴で痛みは軽減する。痛みのため寝つきが悪い。

経過 慢性期で体幹部の痛みのため，桂枝加朮附湯7.5g＋四物湯7.5g＋加工附子1.5g/各日分3（毎食間）を開始。プレガバリン，トラマドール・アセトアミノフェン配合剤，デュロキセチン塩酸塩は継続とし，トリプタノール10mg 1錠（眠前）を開始。翌日，神経根ブロック施行（左L2）。

1週間後，NRS 5/10。よく眠れるようになったが，まだ痛む。

5週間後，NRS 5/10。痛みは変わらない。難治例として大防風湯7.0g＋桂枝茯苓丸5.0g＋加工附子1.0g/各日分2（朝・夕食間）に変更。

8週間後，NRS 4/10。痛みは変わらない。脈が弱く疲れた様子があり補中益気湯5.0g日/分2（昼食間・眠前）を兼用。

10週間後，NRS 4/10。痛みは変わらない。脈の沈弱，下肢のむくみを目標に麻黄附子細辛湯5.0g＋当帰芍薬散5.0g/各日分2へ変更。補中益気湯は継続。

12週間後，痛みが軽くなってきた（NRS 2/10）。食欲が出てきた。

16週間後，痛みが気にならなくなってきた。

20週間後，治療終了。

症例6 慢性期・四肢・アロディニア

患者 76歳，女性。

現病歴 発症後2カ月の右C2の帯状疱疹。皮膚科で治療を受け，チリチリした痛みがNRS 4/10に減ってきたが，風が吹いたり，何かに触れたりすると強い痛み（NRS 8/10）がある。

所見 右手だけ手袋をつけて来院。患部はわずかに色素沈着を残す。入浴すると楽になる。食欲あり。

経過 寒証期で上肢の痛みのため，桂枝加朮附湯7.5g＋四物湯7.5g/各日分3（毎食間）を処方。2日後に神経根ブロック施行（C6）。

2週間後，チクチクした痛みが少しよい（NRS 2～3/10）。触れたときの痛みは変わらない（NRS 7/10）。

4週間後，じっとしていたら痛みはない（NRS 2～3/10）。触れると痛い（NRS 7/10）。アロディニア症状が主となっているため，六味丸7.5g＋麦門冬湯7.5g/各日分3（毎食間）へ変更。

6週間後，触れられたときの痛みが少しよくなった。

8週間後，だいぶ落ち着いてきた。

16週間後，冷たい水を触ると痛むがほとんど気にならない。治療終了。

症例7 慢性期・体幹部・アロディニア

患者 98歳，男性。

現病歴 発症後3カ月の胸部の帯状疱疹。

現病歴 皮膚科で抗ウイルス薬の治療とプレガバリン50mgの投薬を受ける。3カ月経過するも強い痛みが続くため紹介受診。

所見 主訴は下着が擦れたときの痛み（NRS 8/10）。肋骨にえぐられるような痛みがある（NRS 5/10）。電気が走るような痛み（NRS 5/10）が2〜3時間に1回出現する。入浴すると痛みを忘れる。

経過 慢性期で体幹部の痛みがあり，入浴での痛みの改善が大きく冷えが強い。アロディニア症状の方が強いが，まずは自発痛を目標に桂枝加朮附湯5.0g＋四物湯5.0g＋加工附子1.0g/各日分2（朝・夕食間）を処方。超高齢なので処方は通常の2/3量とし神経ブロックは行わなかった。プレガバリンは中止。電撃痛に対してクロナゼパム0.5mg 1錠（眠前）を投与。

1週間後，えぐられるような痛み（NRS 3/10）と電撃痛は軽くなったが，着物が擦れるのがつらい（NRS 8/10）。アロディニアを目標に麦門冬湯5.0g＋八味地黄丸5.0g/各日分2（朝・夕食間）へ変更。

3週間後，えぐられるような痛みが強くなった（NRS 5/10）。アロディニアは変わらずつらい。桂枝加朮附湯5.0g＋四物湯5.0g＋加工附子1.0g/各日分2（朝・夕食間）に戻し，患部に腹巻を巻いて罹患部への刺激が少なくなるよう指導。

5週間後，自発痛 NRS 2/10，アロディニア NRS 4/10。

7週間後下着が擦れても気にならなくなった。桂枝加朮附湯2.5g＋四物湯2.5g＋加工附子0.5g（各朝食間）へ減量，クロナゼパム中止。

11週間後治療終了。

考察 この症例では自発痛がしっかり取れるまで桂枝加朮附湯＋四物湯＋加工附子を継続すべきであったと考えられる。

おわりに

帯状疱疹関連痛の薬物治療は『神経障害性疼痛薬物療法ガイドライン』が作成され，それに沿った治療が行われるが，西洋薬に反応しない症例もたびたび経験する。今回提示した症例のほとんどが西洋薬への反応が悪い難治症例であったが，漢方治療を併用することで鎮痛が得られている。漢方的にも難治症例はあるが，近年，大防風湯加減方など新しい選択枝の報告がされており，今後さらに克服できる痛みが増えるものと考えている。

文献

1）Lungu O, Annunziato PW, Gershon A, et al. Reactivated and latent varicella-zoster virus in human dorsal root ganglia. Proc Natl Acad Sci USA. 1995, 92（24），p.10980-10984.

2）国立感染症研究所感染症疫学センター. 水痘帯状疱疹ウイルス疾患の病理. 病原微生物検出情報. 2013, 34（10），p.302-303.

3）森雄材. 漢方処方の構成と適応. 医歯薬出版株式会社，1985，p.226-231.

4）世良田和幸・平田道彦・中西美穂. すぐに使える痛みの漢方診療ハンドブック. 南江堂，2019，p.2-9.

5）織部和宏. 漢方診療ワザとコツ. 東洋学術出版社，2019，p.114-117.

6）平田道彦. 帯状疱疹後神経痛の漢方治療. ペインクリニック. 2015, 36（3），p.311-319.

症例で見る **慢性疼痛治療** 漢方編

複合性局所疼痛症候群の漢方治療

三重大学医学部附属病院 漢方外来 助教

髙村 光幸

はじめに

Complex Regional Pain Syndrome（CRPS）は，複合性局所疼痛症候群の国際的名称であり，外傷またはその他の病状から続発する，遷延する局所的疼痛（特定の神経支配やデルマトームに一致しない）や，血流・発汗の調節異常，皮膚や皮下組織の浮腫や萎縮性変化，能動的また受動的可動制限などを伴う臨床的特徴を示す[1]。CRPS I 型と II 型に分類され，かつて I 型は反射性交感神経性ジストロフィー（RSD：Reflex Sympathetic Dystrophy），II 型はカウザルギー（causalgia）と呼ばれていたものに相当する。1994 年に国際疼痛学会にて CRPS という呼称に統一され，2007 年に新しい診断基準が提案されたが，本邦では独自に厚生労働省研究班による判定指標が 2008 年に提示された[2,3]。これをもとに，日本ペインクリニック学会の示す治療指針では，CRPS は単一の疾患ではなく，複数の病態の集合体であり，種々の機序が関与しているため，個々の症例の治療にあたっては，それぞれの病態を推測して治療方法を決定することが望ましいとしている。加えて，難治性であり早期の介入が重要で，治療目標は痛みの緩和より機能回復を重視するため，運動療法が治療の根幹となるとし，その補助を目的として病態に合わせ，物理療法・薬物療法・心理療法・神経ブロック療法・侵襲的治療を併用

すると記載されている[3]。

しかしながら，これらにおける RCT（ランダム化比較試験）は少なく，個々の治療のエビデンスは乏しい。残念ながらさらにエビデンスに乏しい漢方治療は，この治療指針においては一言も言及されていない。ただし，漢方治療は臨床において当然考慮されるべき薬物治療に相当し，さらに心身一如の考え方からも，心理療法としての側面を有した医療であることは，漢方専門家からの反論はなかろう。漢方医学は，集学的治療を必要とするこのような難治性の病態にこそ，果敢に取り組むべき使命があるといえよう。

漢方医学における CRPS の考え方

西洋医学における CRPS の病態概念が非常に複雑であるため，漢方医学においても高度な知識が必要となる。そのため漢方治療においては，エキス製剤のみならず，多彩な症状や複雑な病態に対して，煎じ薬にて応じなければならない場合も多いことは想像に難くない。西洋医学的に判明していることをていねいに漢方の考えに置き換え，また個々の症例の特徴を洗い出して弁証しなければならない。

本邦における CRPS の判定指標を，漢方医学的に考えてみる。判定指標によれば，まず 1994 年の国際疼痛学会による診断基準を満たすことが前

提である（**表1**）。また臨床用の判定指標では，自覚症状または他覚的な症状のうち，**表2**に示した中の2つ以上に該当することとされる。

契機となるような原因として，CRPS I 型では典型的には外傷（通常四肢），特に下肢の挫滅損傷などがよくみられる。そのほかに急性心筋梗塞，脳卒中や悪性腫瘍に続発することもある。CRPS II 型は I 型と類似するが末梢神経に明らかな損傷が認められるものとされる。いずれにおいても漢方医学的には第一に瘀血（血瘀ともいえるが，ここでは血瘀状態も病理産物である瘀血も含めて瘀血と一括する）である。外傷性の疼痛は瘀血とみなされるし，梗塞や悪性腫瘍も究極的には瘀血と捉えられる。瘀血はしばしば気滞を伴っている。気血の生理学的原則を考えれば，瘀血と気滞を臨床上ワンセットで考えなくてはならないことは非常に多い。特に CRPS のような複雑な症候群を考慮するのに，単なる瘀血，単なる気滞などということはまずない。痛みの中心部位が固定性で，局所の変形，活動の不自由がある場合は瘀血が考えられる。しかし，神経支配やデルマトームに従わない痛みで，アロディニア，痛覚過敏が起こったり，患側でない健側にまで症状が波及したりする場合は気滞を考慮する必要がある。症例によっては環境要因や心理状態が強く影響するが，これも気滞を示す傍証であろう。よって瘀血・気滞はいずれの症例・病期であっても必ず存在するものとして治療に臨むべきだ。

I 型患者の切断された下腿の病理学的検索を行った報告によると，すべての例で骨格筋に異常があり（糖尿病性変化に類似），有髄神経線維は正常であった。また，患者の半分で無髄神経線維（C 線維）の減少，毛細血管の基底膜層の著しい肥厚が認められるなどしたため，患部の微小血管障害が示唆されたという[4]。これはまさに瘀血ではなかろうか。

一方，疼痛部位の浮腫は痰飲や水滞，皮膚血流

表1　1994 年の国際疼痛学会による CRPS 診断基準

1. 契機となるような侵害刺激を伴う出来事や患肢の不動化の原因があること。
2. 原因となる障害と不釣り合いな強い持続痛，アロディニア，痛覚過敏。
3. 病期のいずれかの時期において疼痛部位に浮腫，皮膚血流の変化，発汗異常のいずれかが存在。
4. 上記症状を説明できる他の疾患がないこと。

表2　厚生労働省 CRPS 研究班から提唱された本邦版臨床用 CRPS 判定指標

A　病期のいずれかの時期に，以下の自覚症状のうち2項目以上該当すること。
　ただし，それぞれの項目内のいずれかの症状を満たせばよい。
1. 皮膚・爪・毛のうちいずれかに萎縮性変化。
2. 関節可動域制限。
3. 持続性ないしは不釣合いな痛み。しびれたような針で刺すような痛み（患者が自発的に述べる）。知覚過敏。
4. 発汗の亢進ないしは低下。
5. 浮腫。

B　診察時において，以下の他覚所見の項目を2項目以上該当すること。
1. 皮膚・爪・毛のうちいずれかに萎縮性変化。
2. 関節可動域制限。
3. アロディニア（触刺激ないしは熱刺激による）ないしは痛覚過敏（ピンプリック）。
4. 発汗の亢進ないしは低下。
5. 浮腫。

の変化は鬱滞もあれば虚血もあるので，瘀血ないし局所の血虚と捉えられる。発汗の異常は，腠理（そうり）における津液の過剰漏出，もしくは津液の枯渇，気の異常，瘀血痰飲などによる。すなわち，衛表・肌表不固，陽虚や陰虚，裏熱，四肢であれば経絡に沿った陰経鬱熱もありうる。複雑な交感神経由来の症状であり，気血だけでなく臓腑や経絡の弁

証も必要になる。また，皮膚・爪・毛のうち，いずれかの萎縮性変化は，基本は血虚を示す症状だが，皮膚変化は光沢を持ったり，乾燥や鱗状を示したりすることがあるので，単に血虚だけでなく，皮や肌の水の存在や，津虚や瘀血と捉えるべき所見も含まれる。皮膚温は他の部位より高かったり低かったりするので，寒熱の判別も重要だ。

さて，これらを全般に中医学の視点でみると，CRPSは痺証という概念に最も近いであろう。痺証とは筋・筋肉や骨，関節などの疼痛や腫脹，しびれなどを主症状とする病証で，一般には風寒湿熱邪や肝腎と関係が深い。おおまかに痺証と捉え，気血弁証や臓腑弁証を絡めて考えるのがわかりやすいように思う。興味深いのは，痺証は主として多少なりとも正気不足を基礎にしているという点である。同程度の受傷を起点にしてもCRPSを発症する人，しない人がいる。詳細にみると，正気不足が背景にあることで，CRPSの発症に影響を及ぼす可能性があるのではと個人的に考えている。発症前のことは想起バイアスも関係するため，一概にはいえないし，因子分析などで性格傾向と発症とは関連がないとされている。しかし，CRPSの罹患率は中年女性（特に閉経後）に多いという事実から，CRPSの発症は肝腎の虚に関係しているのではないかと推測される。漢方医学的な因子分析がなされた研究はないと思われるので，今後の漢方専門家の課題ともいえよう。当然，このような心理的負担の大きい疾患に罹患し，経時的に肝腎の虚につながることも念頭に置く必要がある。いずれにしても，そのような観点から，痺証という概念を参考にする意義はあろう。

教科書的に痺証であれば風寒湿痺か熱痺かを分類しなくてはならない[5]。熱痺は局所の発赤と灼熱感を伴う疼痛があり，風寒湿痺は発赤や灼熱感を伴わないだるい痛みとされる。CRPSでは，これらがはっきり分かれる場合もあれば，混在することもあろう。その場合は舌・脈などを診ること

によって寒熱の判別も参考にするが，基本は祛風・散寒・除湿・清熱の割合を考慮して，同時に治方に組み込む必要がある。同一部位に強烈な痛みを持つものは痛痺とされ，重だるく麻痺感のあるのは着痺，症状部位が一定しないのは行痺とされる。行痺は散風を主として，「風を治めるにはまず血を治めよ」という先人の知恵から，防風や当帰などの配薬が考慮される。エキス剤としては大防風湯などになろう。局所熱感・発赤はなく，特に温めて和らぎ，冷やして悪化するなら痛痺を考慮し，散寒の附子や烏頭，麻黄を配薬する。『金匱要略』の烏頭湯や，エキス剤なら桂枝加朮附湯，葛根加朮附湯などが考慮されよう。着痺は，だるい痛みで皮膚感覚の異常があり，雨天時悪化などの特徴があれば，除湿をメインに考慮し，薏苡仁や朮の含まれる処方を考慮する。エキス剤であれば薏苡仁湯などになる。さらに，五苓散や柴苓湯などを考慮する症例も考えられる。冷やすと軽減するなど，熱痺の要素が強くみられたならば，石膏や知母，黄柏などの配薬を意識する。エキス剤であれば越婢加朮湯，白虎加人参湯あたりになる。寒熱錯雑・挟雑という病態であれば，桂芍知母湯のようなエキス剤か，痛痺と熱痺に用いる生薬構成を吟味して配する工夫がいる。局所の変形やしつこい痛みが続く場合となると，湿痺として痰飲痰湿などを重視し，化痰の半夏や朮・羌活・独活などを配薬する。二陳湯加減や独活寄生湯のような処方が考えられるが，エキス剤なら五積散や疎経活血湯などに加減して用いるか，独活寄生湯の変法ともいえる大防風湯，または二朮湯も候補になる。

また，CRPSは背景に虚（特に血虚）があると考えられるので，四物湯や十全大補湯，人参養栄湯，肝腎の虚とすればさらに芍薬甘草湯や滋陰降火湯，滋陰至宝湯のほか，八味丸などの合方を配慮する。また，大前提の気滞瘀血を考えれば，柴胡剤や行気理気の生薬を加味，あるいは活血化瘀

を強化するために桃仁・蘇木・紅花などを含む通導散や桃核承気湯，桂枝茯苓丸などの合方も行う。保険診療内に収めるとか煎じ薬は使えないとなると苦心せざるをえないが，病態を見定め，祛風・散寒・除湿・清熱・行気・理気・活血・補血を重点的に配薬し，補気・補陰・疏肝・補腎を随時考慮することになろう。これまで症例報告などで有効であったと査読付き雑誌に掲載されているのは，柴苓湯合六君子湯エキス[6]，疎経活血湯エキス[7]，烏頭桂枝湯煎じ[8]，大烏頭煎の頓服（他の煎じを併用）[9,10]であった。書籍で十味剉散の経験をあげたものもある[11]。

CRPSには骨萎縮や筋肉萎縮が進行し，不可逆的となる例がある。現在は進行程度が患者によってさまざまであるため用いないことになっているが，かつてCRPSには病期分類が示されており，このような例は病期IIIとされていた末期の症状である。中医学的にこのような病態は，痹証から痿証に変化したものと考えられる。痿証とは，肢体の筋脈が弛緩・軟化・無力化し，長期にわたって随意運動ができず，筋萎縮をきたす病証を指す。『黄帝内経素問』痿論篇には，「治痿者独取陽明」とあり，後天の本の補益を治療原則とすることを指す[12]。つまり脾胃に着目する。脾胃の虧虚によって，肌肉が痩せ細り筋骨が栄養されず，肢体が萎縮して機能しなくなると考えると，痹証とはまた違ったアプローチが必要だ。参苓白朮散が脾胃虧虚痿証の標準治療処方であるが，エキスなら啓脾湯，補中益気湯などを考慮する場面であろう。肺・肝腎の問題も考慮することがあるが割愛する。もっとも，中医学では本来，痹証は萎縮がなく痛みがあり，痿証はその反対とされているが，CRPSの西洋医学的病態を突き詰めると，この痹証と痿証が合併したような病態と捉えることができる。

症例

患者　61歳（初診時），女性。

現病歴　11年前に自宅で転倒し，両側足関節の捻挫と右足第五中足骨基部骨折後，足底にガラスを踏むような，焼け付くような痛みが出現し，持続した。受傷後3年経過した頃に，CRPS I 型と診断された。特注靴で歩行訓練するなどして改善傾向はあったが，X−7年頃から抑うつ傾向が出現し，当時よりジアゼパムを服用している。X年6月，体力不足を憂い行った軽い運動を契機に足底の痛みが再燃した。次第に痛みは増悪し再び歩行困難になった。近医ペインクリニックにてCRPSの症状と判断。処方されたプレガバリンは無効で，副作用も強かったため断念。鍼灸治療も受けたが改善がないとして，X年9月，漢方治療を希望し当外来を受診した。

所見　足底の局所痛に灼熱感はなく，圧迫されている感覚の部位と，刃物やアイスピックで劈かれるような鋭い痛みの部位が混在している。微温湯での温浴ならよいが，熱い温泉だと悪化する。夜間，足底に熱感が出るが，冷却するとかえって痛みが増悪する。顔もほてりやすい。憂うつ感やイライラが目立つ。身体はだるく重たい。胃腸は強くない。二便異常なし。

漢方医学的所見　脈候：右沈渋，左実渋。舌候：紅から絳で無苔，刻んだような深い裂紋多数。腹候：心下痞鞕，著明な臍上悸，臍傍両側圧痛あり。

治療経過　治打撲一方エキス7.5g＋加工ブシ末0.6gを各1日分3から開始。二診目では足底に赤みが出るとの訴えあり，同処方に滋陰降火湯エキス7.5g／日分3を追加したが，数日で足が氷のように冷たくなったとして中止。ブシ製剤を増量するなどしたが軽度の改善にとどまり，弦脈が現れたことから治打撲一方と抑肝散加陳皮半夏エキス7.5gずつ各1日分3に変更したところ疼

痛は軽快した。一旦廃薬としたが，すぐ再開を希望され，治打撲一方エキス同量＋加工ブシ末錠9錠で再開して以降，足底痛は明らかに改善し，内服量漸減でも症状の再燃はなく経過した。

考察

本症例では，渋脈でありながら左は実脈だったため気滞瘀血を考慮した。また，腹候も瘀血を示し，軽く温めて和らぎ冷却で悪化するため熱痺よりも痛痺を考慮した。舌候や夜間の足底熱感からは陰虚が疑われたが，脈候がかなり実しており，水滞を示唆する重だるさの訴えもあることから，初診時に補陰を優先しなかった。瘀血による痛痺として治打撲一方加附子を選択したが，浅田宗伯は「治打撲一方は打撲による筋骨疼痛をよく治す。（中略）日を経てなお癒えぬものに附子を加えるのは，附子が温経の効にすぐれているからである」と述べている[13]。治打撲一方は香川修庵の創製した処方であり，中医学的視点とはまた一味違う。足底発赤と粗い舌がかなり気になり，二診目に滋陰降火湯で補陰したが，強い冷感が出てしまった。イライラが募るという訴えと脈腹候にて肝虚と痰の存在を意識し，抑肝散加陳皮半夏を加えたのは妥当だったようだ。『漢方診療医典』には，「左の臍傍から心下部にかけて大動悸が湧くが如く太く手に応ずるものを目標とし，肝木の虚と痰火の盛なる貌」と浅井南溟の口伝をあげ，四肢萎弱症などに用いるとある[14]。

おわりに

CRPS には痺証・痿証の概念をもとに，気血五臓経絡などの弁証や日本漢方の口訣を駆使して漢方治療にあたることで，一筋の光明が見える可能性がある。

文献

1）Stephen B. McMahon, Martin Koltzenburg, Irene Tracey, et al. Textbook of pain sixth edition. Elsevier, 2013, p.961.

2）住谷昌彦・柴田政彦・眞下節ほか．本邦における CRPS の判定指標．日本臨床麻酔科学会誌．2010, 30（3），p.420-429.

3）（編集）日本ペインクリニック学会治療指針検討委員会．ペインクリニック治療指針 改定第 5 版．真興交易医書出版部，2016, p.144-151.

4）van der Laan L, ter Laak HJ, Gabreëls-Festen A, et al. Complex regional pain syndrome type I（RSD）：pathology of skeletal muscle and peripheral nerve. Neurology. 1998, 51（1），p.20-25.

5）（主編）張伯臾・（副主編）董建華・周仲瑛ほか．［標準］中医内科学．東洋学術出版社，2009, p.350-355.

6）松村崇史．手の反射性交感神経性ジストロフィーに対する漢方治療の経験．日本東洋医学雑誌．2002, 53（1-2），p.37-40.

7）石田和之・佐藤弘．疎経活血湯が著効した難治性痺痛の 3 例．日本東洋医学雑誌．2006, 57（5），p.645-650.

8）Kainuma M, Senda S, Mantani N, et al. A Case of Reflex Sympathetic Dystrophy（RSD）Satisfactorily Treated with Uzu-keishi-to. Jpn. J. Orient. Med. 2002, 53（6），p.651-655.

9）伊関千書・鈴木雅雄・古田大河ほか．烏頭剤と鍼灸治療の併用が有効であった線維筋痛症，慢性疲労症候群，複合性局所疼痛症候群の合併症例．日本東洋医学雑誌．2015, 66（2），p.131-139.

10）伊関千書・藤田友嗣・佐橋佳郎ほか．難治性疼痛に対して大烏頭煎を使用した 3 症例，および煎液中と血清中のアコニチン類濃度の検討．日本東洋医学雑誌．2016, 67（4），p.376-382.

11）（監修）土方康世・世良田和幸・（編集）平田道彦ほか．今日から実践痛みの漢方治療．医歯薬出版株式会社，2009, p.100-104.

12）（主編）張伯臾・（副主編）董建華・周仲瑛ほか．［標準］中医内科学．東洋学術出版社，2009, p.359.

13）長谷川弥人．勿誤薬室「方函」「口訣」釈義．創元社，2005, p.161.

14）大塚敬節・矢数道明・清水藤太郎．漢方診療医典 第 6 版．南山堂．2001, p.395-396.

症例で見る 慢性疼痛治療 漢方編

線維筋痛症の痛みが漢方と鍼・刺絡治療により軽減した1例

みやにし整形外科リウマチ科 院長

宮西 圭太

緒言

　線維筋痛症は広範囲にわたる疼痛が3カ月以上持続することを特徴とするリウマチ性疾患であり，西洋医学的には疼痛の範囲や特定の圧痛点，自覚症状などから診断される[1]。本邦ではプレガバリンとデュロキセチン塩酸塩が保険適応であるが効果が乏しいことも稀ではない。有効な治療方法がない現状では一部でドクターショッピングを繰り返したり，高額な民間療法にすがったりする患者もいる。漢方や鍼などの東洋医学においても線維筋痛症の治療は容易ではない。本稿では，漢方と鍼・刺絡治療を併用することで痛みが軽減した線維筋痛症の1例を報告する。

症例

患者　40歳台，女性。

初診　X年9月。

主訴　全身痛・疲労感。

現病歴　小児期にアルコール依存症の親から家庭内暴力を受けた時期があった。X−8年に交通事故にあったあと頃から全身痛を生じた。膠原病内科で線維筋痛症と診断され，ロキソプロフェンナトリウム水和物，プレガバリン，トラマドール塩酸塩・アセトアミノフェン配合剤，デュロキセ

チン塩酸塩などの鎮痛薬・鎮痛補助薬を処方された。デュロキセチン塩酸塩は痛みにいくぶん有効で内服を継続していた。X年9月に当院受診となった。当院初診時の全身痛のNumerical rating scale（NRS）は8/10であった。

西洋医学的所見　身長153 cm，体重62 kg，BMI 26.5。血圧126/58 mmHg。脈拍70/分。体温36.4℃。上下肢の関節に腫脹や発赤，熱感を認めなかった。両上肢，両下肢，体幹部の広範囲に痛みの訴えがあり右半身がより強かった。両側後頭部・両側下部頸椎・両側僧帽筋・両側棘上筋・両側第2肋骨・両肘外側上顆・両側臀部・両側大転子・両膝の合計18カ所に圧痛を認め，1990年に米国リウマチ学会が作成した線維筋痛症分類基準を満たした（**図1**）[1]。2010年の米国リウマチ学会の線維筋痛症診断予備基準では，widespread pain index 19点，symptom severity 9点で基準を満たした[2]。

血液所見　γGT 72 U/L（基準値0〜35）と軽度の上昇を認めた以外は血算および生化学に異常を認めなかった。

漢方医学的所見　望診：顔面色白，皮膚は乾燥傾向。ぽっちゃり体形。話しかけられるときや診察室周囲の音で身をすくめてビクッとすることがある。聞診：小さい声でボソッと話す。質問の受け答えは良好。問診：体が刺されたようにジンジンと痛む。朝方には全身にしびれたようなこわばりがある。全身痛は右半身がより強い。疲労感が強

い。手足が冷えやすい。朝方に37℃台の微熱が出ることがある。痛みで仕事ができない。思考能力が落ちたのか考えがまとまりにくい。頭痛がある。腹痛がときどきある。不眠がある。めまいがある。うつ傾向がある。食欲はあまりないが食べられないわけではない。嘔気がすることがある。目が乾きやすく疲れやすくて見えにくいことがある。お通じは毎日ある。口が乾きやすい。寒暖差があったり日光に当たったりすると皮膚に蕁麻疹ができやすい。耳鳴りや胸やけがしやすい。息切れがしやすい。あざができやすい。抜け毛がときどきある。頻尿傾向がある。子宮摘出後で月経はない。舌候：暗赤色，薄い白苔。脈候：沈，渋，やや弦。腹候：腹力3/5，両側胸脇苦満，心下痞鞕，両側臍傍圧痛，小腹急結。これらの所見から，漢方医学的には少陽病，中間〜やや実証，瘀血，血虚，気滞と判断した。

臨床経過 桂枝茯苓丸加薏苡仁5.0g/日，大柴胡去大黄湯6.0g/日，香蘇散5.0g/日のエキス製剤を各々分2，朝夕食前で投与開始した。6週間後には起床時の痛みの改善を自覚し（NRS 6/10），手足の冷えも緩和してきた。同時期に胆石症に対して鏡視下胆嚢摘出術を施行し，その術後よりさらに全身の痛みは改善傾向となった（NRS 4〜5/10）。午前中の仕事（パート）に復帰できるようになった。その後，同エキス製剤を継続したが，漢方薬の使用開始4カ月後に誘因なく全身痛が悪化傾向となった（NRS 8/10）。痛みが最も強い頸部・両肩・背部を中心に刺絡・鍼治療を約2週間に1回の頻度で開始した（**図2**）。刺絡・鍼治療をした直後の3〜4日間は痛みが改善するが，その後はまた元のレベルまで痛みが戻る状況だった。腹証では初診時同様に両側胸脇苦満と両側臍傍圧痛を著明に認めた。皮膚の蒼白な色調，乾燥傾向，眼精疲労，全身の痛み・しびれ感を血虚と捉え，十味剉散（煎じ）に変更し1カ月間内服したが痛みの改善に乏しかった。腹証から肝鬱・気滞・瘀血と考え，血府逐瘀湯加味（煎じ，組成：地黄3g，桃仁4g，当帰4g，紅花2g，川芎3g，芍薬5g，牛膝2g，柴胡3g，桔梗2g，枳実2g，甘草1g，香附子2g，麦門冬3g，茯苓3g，黄連1g，竹茹3g）に変方した。話しかけ方によりびっくりした様相を呈することがあったこと，小児期の家庭内暴力の既往，不眠傾向などから「胆寒」の存在を推定し竹茹温胆湯の方意（香附子・麦門冬・茯苓・黄連・

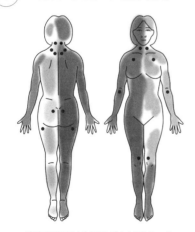

図1 疼痛部位（灰色）と圧痛点（黒点）

疼痛の程度は右半身がより強かった。

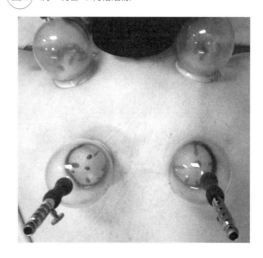

図2 肩・背部の刺絡治療

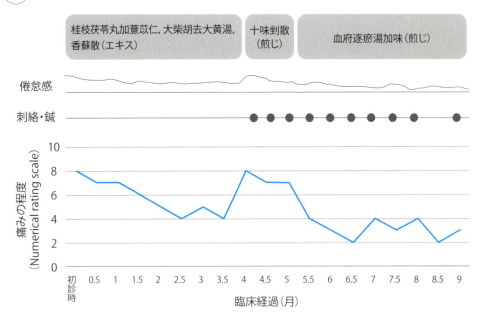

図3 臨床経過

竹筎)を加味した。3週間後の再診時に,「体調がいい感じです」「痛みが和らいだ感じがします」「漢方がこれまでで一番飲みやすい」と言われた(NRS 4/10)。同方継続4カ月後には,漢方薬を飲んだ直後に痛みが和らぐことを実感できる状態で,NRS 3〜4/10で推移している(**図3**)。

考察

本症例では当初エキス製剤の投与で痛みの改善が得られたが,4カ月後くらいから痛みが誘因なく増悪した。筆者は過去に,血虚を目標として十味剉散が奏効した線維筋痛症症例を経験していたため,本症例の皮膚蒼白・乾燥,眼精疲労,全身の痛み・しびれ感を血虚と捉え十味剉散を投与したが,これも効果が乏しかった。私の師である大分の織部和宏先生(織部内科クリニック)に陪診させていただいた際に,線維筋痛症の漢方的病態として,①肝鬱・気滞・瘀血,②気血両虚,③肝脾不和,と3つのタイプを教えていただいた。先に用いた十味剉散は,気血両虚タイプの方剤である。そこで胸脇苦満,臍傍圧痛から本症例を肝鬱・気滞・瘀血タイプと弁証し血府逐瘀湯を選択した。同方投与4カ月後の疼痛レベルは初診時の半分程度に改善し,仕事への復帰も果たすことができADLは改善している。

血府逐瘀湯の構成生薬は,柴胡・枳実・芍薬・甘草・桃仁・紅花・当帰・川芎・地黄・桔梗・牛膝であり,四逆散と四物湯の合方に,駆瘀血作用の桃仁・紅花,そして牛膝・桔梗が加わった形となっている。桃仁・紅花・当帰・川芎・芍薬・牛膝は活血化瘀,柴胡・枳実・川芎は理気作用,桔梗は化痰,地黄は滋陰補血,甘草は調和の効を有する[3]。血府逐瘀湯は,当初使用して一時的には有効であった桂枝茯苓丸加薏苡仁と大柴胡去大黄湯で示される「駆瘀血剤+柴胡剤」の方意と,その後用いた十味剉散に内包される四物湯を合わせ

た生薬構成となっている。各々だけでは除痛効果が不十分であったものが，血府逐瘀湯として投与して初めて「肝鬱・気滞・瘀血」を動かすことができたものと考えられた。明治時代の漢方家の湯本求真は，その診療録199症例のうち単独方剤は20例で，あとの179症例（90％）には合方の処方を用い，駆瘀血剤と柴胡剤の合方が34％を占めたと報告されており，この組み合わせの諸病態における重要性がうかがえる[4]。

血府逐瘀湯の原典である『医林改錯』には，「頭痛，胸痛，胸部不快感，明け方の発汗，食べ物が右胸を通過する感覚，気持ちのふさがり，焦燥感，不眠，夜泣き，不安，乾嘔」などが使用目標として示されている。本症例の多彩な症状の中の頭痛・胸部痛・発汗・不眠などは，これらの使用目標に矛盾しない。血府逐瘀湯加味方のこれまでの症例報告では，不整脈[5]，心筋梗塞術後，拡張型心筋症などの心臓疾患[6]やアトピー性皮膚炎[7]など多岐にわたり，疼痛性疾患としては，韓らは腰痛と冷えを有する71歳の女性に対して，胸脇苦満や臍傍圧痛などから瘀血と血虚を目標として，血府逐瘀湯加減と烏頭赤石脂丸料を併用で投与し，腰痛と冷えの改善を得た症例を報告している[8]。

二陳湯に竹筎と枳実を加えた温胆湯は，原典の『備急千金要方』巻第十二膽虚實第二で「大病後の虚煩，眠るを得ずを治す。此は胆が冷えての故なり」と記され，熱痰鬱結による驚きやすい，不眠，不安などの胆寒の症状を温散する。竹筎温胆湯は，温胆湯に柴胡・麦門冬・香附子・桔梗・黄連・人参の6味が加わる。原典の『寿世保元』巻之二傷寒では，「傷寒日数過多にして其の熱退かず，夢寝安からず，心驚，恍惚，煩躁して痰多く，眠らざる者を治す」と記され，かぜのあとなどで咳嗽と痰がひどく長引き安眠ができないものに用いられる。麦門冬・桔梗は化痰・止咳，半夏・陳皮・生姜は化痰・止嘔に作用する。竹筎と黄連は清熱・瀉火の効あり。柴胡・香附子・枳実は理気作用がある。人参・甘草は補気健脾に，茯苓は安神・利水に働く。

中医学的に胆は「決断を主る」といわれ，ものごとにビクビクする，不安感，決断に迷うなどの症状は「胆寒」と称され竹筎温胆湯が使用される。織部先生は，47歳の女性が会社の部署で責任者となったが，部下への指示などで決断がつかず思い悩んで眠れず，気持ちの動揺が激しいものに対して，白膩苔を参考にして胆の異常（胆寒）と判断して竹筎温胆湯エキス製剤を投与し改善した症例を報告している[9]。心的外傷体験をきっかけにフラッシュバックや悪夢，否定的な思考や気分，不眠などの症状が持続する心的外傷後ストレス障害（PTSD）を有する症例に対して，胆寒の概念を用いて慢性疼痛に竹筎温胆湯が有効であることを教えてくださったのは，私のもう一人の漢方の師である福岡の平田道彦先生（平田ペインクリニック）である。本症例は舌候で明らかな膩苔を認めなかったが，不眠や小児期の家庭内暴力の既往，診察室周囲の音で身をすくめてビクッとされるような様相があり，これらを胆寒と捉えて竹筎温胆湯の方意を入れるべく，香附子・麦門冬・茯苓・黄連・竹筎を加味した。

刺絡鍼法は経絡の流注とその主治作用にもとづき，患者の病態に応じて皮膚・経穴・血絡を選択し三稜鍼またはその他の鍼具を用いて浅刺し，少量の血液を放出して経絡の気血の流行を疎通せしめ，症状を緩和し疾病の治癒をはかる方法である。江戸時代後期の刺絡家である三輪東朔は『刺絡聞見録』の中で，「薬力及ばざる処を刺して瘀濁の悪血を去れば渋滞の真血，運動活発して其の用をなす」と記し，瘀血の悪い血を抜き出すことで病態を改善させることの重要性を述べ，「世医は唯湯液のみ議論することを知りて，毒血を取り真血を循らすの治に疎し」と述べて，当時の漢方薬だけで治療している医師に刺絡の必要性を説いてい

る[10]。本症例は肝鬱・気滞・瘀血タイプに分類したが，刺絡・鍼治療は瘀濁の悪血を去ることで瘀血の解消に貢献したものと考えられる。

結語

線維筋痛症の症例に対して，刺絡・鍼治療を行いながら，「肝鬱・気滞・瘀血」と弁証して血府逐瘀湯加味を投与することで痛みを緩和することができた。

文献

1) Wolfe F, Smythe HA, Yunus MB, et al. The American College of Rheumatology 1990 criteria for the classification of fibromyalgia. Report of the Multicenter Criteria Committee. Arthritis Rheum. 1990, 33（2），p.160–172.
2) Wolfe F, Clauw DJ, Fitzcharles MA, et al. The American College of Rheumatology preliminary diagnostic criteria for fibromyalgia and measurement of symptom severity. Arthritis Care Res（Hoboken）．2010, 62（5），p.600–610.
3) 森雄材．図説漢方処方の構成と適用．名著出版，大阪，2014 p.170.
4) 新谷壽久．皇漢医学・湯本医院の診療録の処方箋．日東医誌．2015, 66（1），p.61-66.
5) 山本廣史．不整脈の消長からみた血府逐瘀湯の循環器疾患への効用．中医臨床，2001, 22（2），p.146-153.
6) 清水宏幸・金仁．「血府逐瘀湯」の使用経験．中医臨床．2001, 22（2），p.136-139.
7) 三浦於菟・李彦．アトピー性皮膚炎と血府逐瘀湯．中医臨床．2001, 22（2），p.140-141.
8) 韓哲舜・平崎能郎・岡本英輝ほか．強い冷えを伴った慢性腰痛に対して血府逐瘀湯加減と烏頭赤石脂丸料の併用が奏効した1例．日東医誌．2015, 66（2），p.112-118.
9) 織部和宏．漢方の考え方—その9 症例を通じて．漢方と診療．2017, 8（1），p.40-41.
10) （説）三輪東朔・（筆記）伊藤大助・（注釈）工藤訓正ほか．刺絡聞見録．緑書房，東京，2009.

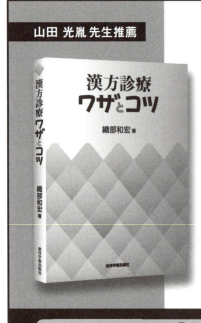

山田 光胤 先生推薦

日本漢方と中医学の真髄を知り尽くした著者が，見事な治療経験を惜しみなく伝える。

漢方診療 ワザとコツ

織部 和宏 著
Ａ５判並製／272頁／本体3,600円＋税

- 14年あまりにわたって漢方専門誌に連載した原稿を大幅に加筆・修正して単行本化。
- 山田光胤先生から学んだ日本漢方の腹診と，中医師から学んだ中医理論の両方を駆使して難渋例の治療にあたる。
- 「織部塾」で漢方専門医の育成に心血を注ぎ，すぐれた指導者として塾生に慕われている。
- 軽やかでユーモアに満ちた文章が読者を漢方の世界の深みに誘う。

中医学を学ぶための雑誌『中医臨床』(季刊) ますます面白く,実用的な内容になっています。

 東洋学術出版社
販売部／〒272-0021 千葉県市川市八幡2-16-15-405 電話047-321-4428
フリーダイヤルFAX 0120-727-060 E-mail:hanbai@chuui.co.jp
ホームページ http://www.chuui.co.jp

症例で見る **慢性疼痛治療** 漢方編

身体症状症（身体表現性疼痛障害）における漢方治療

にしだクリニック 院長

西田 愼二

はじめに

慢性の疼痛を訴える患者の中には，器質的な異常を認めない，あるいは認めたとしても，それだけでは説明のつかない疼痛を訴える者が多数存在する。このような患者はおおむね病歴が長く，ドクターショッピングの傾向にあり，さらに疼痛以外に，他の身体症状（動悸・ふらつき・めまい・倦怠感など）や，精神症状（不眠・抑うつ・不安・イライラなど）を伴うことも多い。

このような慢性疼痛患者は，1994年のDSM-IVでは「身体表現性障害」の中の小分類として「疼痛性障害」と定義された。しかし2013年のDSM-Vでは，DSM-IVの他の小分類である「身体化障害」「心気症」「鑑別不能型身体表現性障害」と統合され，「身体症状症」に分類された。これは，身体表現性障害の小分類の疾患のあいだに，多くの重複があるためである。**表1**にDSM-Vでの身体症状症についての定義を記載する[1]が，本項ではこの「疼痛が主症状のもの」について解説する。

急性疼痛，あるいは身体症状症以外の慢性疼痛では，「原因の検索とその除去」を目的とした診療が行われる。しかし，身体症状症はこの原因の検索が困難であり，心理的要因の修飾もあるため，診療が困難である。そもそも医師は「原因の検索」についての教育を受けてきたため，原因不明となると，「こころの問題」と匙を投げてしまう。そ

してとりあえず抗不安薬の処方を行い，次第に抗不安薬が増量し，あげくに患者の「治らない」という不満に対してネガティブな感情を抱き，患者が心療内科や精神科に丸投げされることもよくみられる。

そもそも「痛み」についての国際疼痛学会（IASP）の定義では，"Pain"は"An unpleasant sensory and emotional experience associated with actual or potential tissue damage, or described in terms

表1　DSM-Vにおける身体症状症
　　　（Somatic Symptom Disorder）の診断基準

A）1つまたはそれ以上の，苦痛を伴う，または日常生活に意味のある混乱を引き起こす身体症状。

B）身体症状，またはそれに伴う健康への懸念に関連した過度な思考，感情，または行動で，以下のうち少なくとも1つによって顕在化する。
　1．自分の症状の深刻さについての不釣り合いかつ持続する思考。
　2．健康または症状についての持続する不安。
　3．これらの症状または健康への懸念に費やされる過度の時間と労力。

C）身体症状はどれひとつとして持続的に存在していないかもしれないが，症状の状態は持続している（典型例は6カ月以上）。

▶該当すれば特定せよ
　疼痛が主症状のもの（従来の疼痛性障害）：この特定用語は身体症状が主に痛みである人についてである。

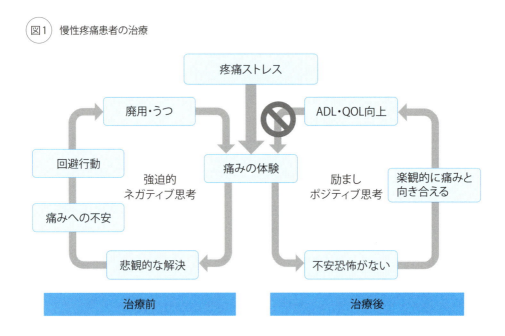

図1 慢性疼痛患者の治療

of such damage"（実際のまたは潜在的な組織損傷に関連する，あるいはそのような損傷の観点から説明される不快な感覚および感情的体験）と表されている[2]。つまり「痛み」は主観的な感覚・体験であり，患者が痛いといえば痛みが存在することになる。よって，痛みを「ここまでは器質的，ここからは心因的」と分けることは不可能であり，身体症状症の患者については，心身一体としての総合的な治療が必要である。

求められる治療モデルとしては，急性疼痛のような「原因の検索とその除去」を目的とした治療モデルではなく，「疼痛とつきあいながら，ADL・QOLを改善させる」というリハビリモデルである。そのためには医師のみならず，理学療法士，作業療法士，臨床心理士なども交えたチーム医療を行い，補助的に抗うつ薬や鎮痛補助薬を用いるのが西洋医学的には望ましい治療法とされている（図1）。

漢方医学における「身体症状症（身体表現性疼痛障害）」の考え方

漢方医学（中医学）では，「不通則痛，通則不痛」，「不栄則痛」という言葉がある。前者は，「気血水が停滞すれば痛み，停滞しなければ痛まない」，後者は「気血水や腎気が不足すれば痛む」という意味である。

気血水の停滞は，精神的ストレスによる気鬱，外傷・運動不足・加齢・飲食不摂生などによる瘀血，水飲の過多・多湿環境・脾胃の機能低下による水毒（痰飲）がある。それぞれの場合の疼痛の特徴については表2にまとめた。特に増悪・軽快因子について，十分に問診することが鑑別として重要である。

このうち，身体症状症の疼痛は，心理的要因が影響するという点から，気鬱が主たる病態と考えられる。気鬱とは，さまざまな精神的ストレスにより，肝の機能失調（肝鬱）が生じ，全身の気の

表2　気血水の停滞と疼痛

	疼痛の性状	局所の外見	増悪因子	軽快因子	脈証	舌証	全身症状
気鬱	移動性，さまざまな表現。	異常なし。	ストレスの増大。	ストレスの緩和。	弦脈。	特徴なし。	イライラ，抑うつ，不安，不眠。
瘀血	固定性，針で刺されたような。	暗紅色，細絡（毛細血管の拡張），静脈瘤。	安静。	運動，入浴。	渋脈。	暗紅色，瘀斑，舌下静脈の怒張。	月経困難，眼瞼周囲の隈，口唇が暗紅色。
水毒	固定性，腫れぼったい，重だるい。	腫脹，浮腫。	低気圧，月経前。	高気圧。	滑脈。	胖大，厚苔。	浮腫，嘔気。

運行に失調をきたした病態である。治療方法としては，疏肝解鬱・理気止痛（気の巡りを改善させて痛みを止める）であり，処方としては柴胡剤や理気剤を用いる。柴胡剤の運用は，日本漢方的な体力，腹証，性格傾向などが参考になる（**表3**）[3]。また理気剤としては，半夏厚朴湯・香蘇散などが用いられる。

　これに対して，瘀血や水毒による疼痛は，心理的要因は特に関係がない。しかし，原因が瘀血や水毒であっても，なかなか症状が改善しないことで二次的に気鬱を生じている場合もある。このような場合は，原因である瘀血や水毒に対する治療と支持傾聴を行えば，気鬱については無投薬もしくは少量の抗不安薬で改善することも多い。さらに，気鬱と瘀血・水毒が同時に生じた場合もみられる。この場合は両者に対する治療が必要である。

　なお，「不栄則痛」による疼痛も存在するが，本項では割愛する。

症例1　気鬱が主であった症例

患者　40代，女性。歯科助手。
主訴　筋肉痛・動悸・倦怠感。
現病歴　X年6月から，特に誘因なく全身の筋肉痛が出現。総合内科，膠原病内科などを受診したが異常なし。動悸も出現し，再度内科，神経内科を受診したが異常なし。線維筋痛症や慢性疲労症候群ではないかと考え，当院を8月受診。
既往歴　帝王切開2回。便秘症・肩こり。
家族構成　夫と子ども2人。育児と実家の問題で悩みあり。
症状　筋肉痛は前腕と下腿。一日中持続，動作により増強し，重だるく感じる。横になるとやや軽減する。天候・月経周期関連なし。動悸は安静時でも生じ，30分程度持続，横になってしばらくすると改善する。四肢の筋肉が重く感じるときに多いような気がする。倦怠感は筋肉痛・動悸に連動している。昼寝を30分して家事はできている。食欲良好。寒熱はもともと冷え症だったが，最近上半身がほてるようになった。月経痛・血塊・不整出血あり。その他，肩こり・咽のつまりを感じる。
現症　中肉中背，血圧133/88mmHg，脈拍82/min整。SDS（Self rating Depression Scale）57（中等度の抑うつ状態）。
漢方医学的所見　脈証は沈細虚。舌証は舌質淡紅色で薄白苔を認めた。腹証は腹力4/5，臍傍右に軽度圧痛あり。下肢は左右三陰交，左右血海に圧痛あり。
経過　X年8月の初診で家庭内での問題を傾聴，

症例で見る慢性疼痛治療 - 漢方編 -

表3　柴胡剤の証

処方	腹力	腹証	症候	性格傾向
大柴胡湯	4〜5	胸脇苦満・心下痞鞭ともに非常に強く，上腹部が全く凹まない。	鬱鬱微煩，肉顔（肉付きのよい顔）。	もともと体力はあるのに自信がなく，内向的，自責的。ストレスで過食。
柴胡加竜骨牡蛎湯	3〜4	胸脇苦満が強く，臍上悸。	抑うつ・焦燥・不安，イライラ，脱毛，動悸。	行動的で仕事や家庭に常に忙しく働き周り，その結果に一喜一憂する。
四逆散	3〜4	胸脇苦満が強く，腹直筋が下腹部まで緊張し，竹の字様。くすぐったい。	手掌冷汗，過敏，過緊張，消化器症状（嘔吐，下痢）。	対人緊張が強く，批判されると過剰に反応して攻撃する。
柴胡桂枝湯	2〜3	胸脇苦満は軽度，腹直筋緊張が上腹部のみ。くすぐったい。	消化器症状（心窩部痛・腹痛・下痢）。	人との調和を愛し，おだやか。
柴胡桂枝乾姜湯	1〜2	胸脇苦満はごく軽度，臍上悸が著明，鳩尾（胸骨剣状突起直下）の圧痛。	寝汗，肩甲骨間の凝り，口乾，動悸，驚きやすい。	体力がないのに，人に気を遣って頑張りすぎてしまう。
加味逍遙散	2〜3	胸脇苦満は軽度。	多愁訴，冷えのぼせ，顔が赤い，医師との距離が近い。	誰かに関わりたい。自分も関わって欲しいが，それが満たされない不満。
抑肝散	2〜3	胸脇苦満は軽度，臍上悸（加陳皮半夏）。	イライラ，顔が青白い，医師との距離を取る。	人間嫌いで単独行動を好む。

支持受容するとともに，抑肝散7.5g/日分3，真武湯2.5g/日を処方した。9月，疼痛・動悸・倦怠感ともに改善。ただし腰痛にロキソプロフェンナトリウム水和物を服用しているというので，セレコキシブを投与した。9月末，下半身や体幹部の疼痛は改善しているが，首肩が痛む。子どもの成績が悪く，叱ってしまったとのこと。10月，疼痛はやや改善し，セレコキシブの服用なし。ストレッチも行い，仕事も普通にできている。X＋1年1月，症状はかなり改善し，年末年始も普通に過ごせた。疼痛は初診時100だったのが，20〜30まで軽減。7月，経過良好，遠方のため近医を紹介して終診。

症例2　瘀血が主で二次的に気鬱をきたした症例

患者　50歳，男性。小学校教諭（休職中）。

主訴　痛み，自信喪失。

現病歴　X−1年10月に顎窩リンパ節腫脹を自覚。X年2月悪性リンパ腫と診断され化学療法・放射線治療を施行。6月に右足第3指を打撲，整形外科で骨折は否定。しかし同部位の疼痛が持続し，仕事復帰への自信も喪失するようになり，X年9月当科紹介。

既往歴　高脂血症で，ロスバスタチンカルシウムを内服。

症状　疼痛部位は右足第3指とその付け根のあた

り。NRS で 5 ～ 8。腫れぼったいような，圧迫感，空気の塊・血の塊があるような感覚。痛み，しびれを伴う。歩行時に増強するため厚底の靴を履いている。小学校教諭で子どもたちと飛び跳ねることも多いが，足の痛みが強く，それができないのではないかと悲観していた。

現症　身長 165cm，体重 52kg。HADS（Hospital Anxiety and Depression Scale）：抑うつ 15（抑うつ＋），不安 14（不安＋）。つらさの寒暖計：気持ちのつらさ 8，生活の支障 8（治療介入が必要な精神状態）。

漢方医学的所見　舌証は舌質暗紅色で乾燥し，厚白苔，舌下静脈は軽度怒張あり。脈証は浮沈間，弦脈。痩せており，腹証は腹力 2/5，腹皮拘急・右下腹部圧痛あり。胸脇苦満・心下痞鞕などは認めない。下肢はやや冷たく，疼痛部位である右足第 3 指は左に比べてやや暗紅色だが，明らかな温度差・腫脹は認めない。

経過　X 年 9 月の初診で漢方医学的にみれば瘀血による痛みであり，改善の可能性が高いことを説明し，治打撲一方 7.5 g／日分 3，ロフラゼプ酸エチル 1 mg を投与。10 月，足の浮腫が少しずつ改善し，裸足で歩くこともできた。歩きたくて，雨の日でも傘をさして出かけたくなるくらい，と話す。力強く踏み込んだときに少しピリッとする程度。さらに桂枝茯苓丸 7.5 g／日分 3 を追加。11 月，ジョギングもでき，足底を曲げると痛む程度。桂枝茯苓丸中止。X ＋ 2 月，ジャンプも可能。リンパ腫の経過も問題なく，4 月から復職決定。治打撲一方中止，ロフラゼプ酸エチルのみ処方。5 月，仕事復帰も問題なく，終診。

症例 3　気鬱と瘀血が同時にみられた症例

患者　38 歳，男性。介護士（休職中）。

主訴　痛み・焦り・イライラ。

現病歴　X － 4 年に右肩甲骨付近の疼痛，右上肢のしびれなどあり，整形外科を受診し頸椎椎間板ヘルニアの診断。その後内視鏡手術を施行し，右肩や上肢の症状は改善した。しかし左手の温感を感じなくなり，シャワーで火傷をするほどであった。術後 1 カ月の診察でその旨を主治医に訴えたが，「時間が経過すれば，そのうちよくなるので様子をみましょう」と言われた。しかしその後ピリピリ感が出現，次第に疼痛へと変化した。大学病院の脳外科，神経内科，麻酔科を受診したが改善なく，X － 1 年 12 月麻酔科（ペインクリニック）の受診となった。麻酔科的治療を行われたが改善に乏しく，心因の関与を疑われ X 年 6 月当院を紹介受診。

麻酔科内服薬　プレガバリン，クロナゼパム。

症状　疼痛は左耳を中心とした部位と，左手の肘。感覚鈍麻を伴う。寒暖の変化や強い日差しで増悪するため，サングラスを屋内でも常用している。雨天では変化なく，むしろ曇天の方が過ごしやすい。大便良好。食欲良好。睡眠は 23 時から 7 時までで，支障なし。

現症　中肉中背。笑顔はあるが，医療不信もあり，緊張や抑圧した怒りを感じる。

漢方医学的所見　脈証は弦。舌証は舌質紅色，微黄薄苔，舌下静脈の怒張なし。腹証は腹力 4/5，胸脇苦満，腹皮拘急あり。圧痛なし。上下肢ともに温かく，圧痛なし。

経過　X 年 6 月の初診で前医に対する不満を傾聴し，治打撲一方 7.5 g／日分 3，四逆散 7.5 g／日分 3 を処方。2 週間後，「痛みが丸くなった。漢方薬を飲んだ途端力が抜け，久しぶりの感覚で驚いた。刺されたり，電気が流れたりするような疼痛が，鈍器で殴られた程度に改善し，夫婦で号泣した」と話す。7 月，さらに改善。プレガバリンの減薬，ブロック注射の頻度を減らしている。減らすと痛くなるが，漢方薬を飲むと改善する。四

逆散 10.0 g を処方。8月，調子がよく，プレガバリンは中止。四逆散 7.5 〜 10.0 g で調節。9月，麻酔科での漢方処方希望にて終診。

考察

症例1は家族関係のストレスからくるイライラがみられ，気鬱による疼痛と考えられた。本症例の疼痛には瘀血や水毒は関係なさそうであり，抑肝散の投与と，家族関係の不満について傾聴することで改善がみられた。抑肝散は人間嫌いな性格があり，特に子育てや嫁姑ストレスからイライラをきたしている患者に有効であることが多い。症例2は打撲後であり，患者の言う「血の塊があるよう」とはまさに瘀血による疼痛と考えられた。軽度の気鬱もみられたが，駆瘀血剤を主とし，補助的に少量の抗不安薬ですみやかに改善がみられた。治打撲一方は打撲などの外傷はもちろん，手術後などによる疼痛に対しても，急性期から慢性期にかけて広く有効である。症例3は内視鏡手術後であり，局所の瘀血と，前医に対する強い怒りや，光に対する過敏などは気鬱と考えられた。腹証などから四逆散を選択し，さらに治打撲一方を併用することで改善がみられた。

身体症状症患者の疼痛については，このように原因がどれかを特定することが重要である。さらに気鬱単独なのか，気鬱と瘀血の両者なのか，そしてその時系列などを考える必要がある。特に難治なのが，気鬱と瘀血の合併例である。これは症例3のように，事故や手術後などに多く，被害者意識から怒りの感情も強い。このような場合，柴胡剤と駆瘀血剤を両方用いる。特に柴胡剤の四逆散については和田東郭が『蕉窓雑話』で「打撲も，とかく四逆散であしらってよいことが多い。ただはじめから四逆散で療治していれば取り扱いも思いのままにいくのだが，人の療治の後では最早初段の手合いは場を外れているので，その癖物をほどよくあしらうほかはない」と述べているように[4]，疼痛治療に有用な処方である。漢方薬理的にも，柴胡・枳実で疏肝理気（抗イライラ），芍薬・甘草で舒肝（筋緊張の緩和）作用があり，精神作用，身体作用の両方の薬効を有する。症例3のように，服用してすぐに「和らぐのがわかる」という者もいる。

おわりに

疼痛が主である身体症状症の患者の治療においては，支持受容を基本として，身体・心理を分けないこと，リハビリモデルとして治療を行うことが大切である。漢方薬の選択については，疼痛の性状や増悪軽減因子から気鬱・瘀血・水毒を鑑別し，さらにその時系列も考えることが重要である。

なお，本項では省略したが，気血水や腎気の不足，あるいは外邪の侵入による疼痛もある。また鍼灸治療は漢方薬と車の両輪のごとく重要な治療手段であり，エビデンスも多数存在し，欧米では疼痛治療に広く用いられていることも述べておく。

参考文献

1）American Psychiatric Association・(監修) 日本精神神経学会・(監訳) 高橋三郎・(監訳) 大野裕. DSM-5 精神疾患の診断・統計マニュアル. 医学書院, 2014, p.305-310.

2）https://www.iasp-pain.org/Education/Content.aspx?ItemNumber=1698

3）西田愼二. 不定愁訴患者に対する柴胡剤選択のコツ―私論「アンパンマン分類」をまじえて―. Medical Kampo. 2019, 1, p.1-4.

4）和田東郭・(訳編) 雨宮良三. 蕉窓雑話・蕉窓方意解. 創医会, 2013, p.64.

症例で見る 慢性疼痛治療　鍼灸編

関節リウマチにおける鍼灸治療の1例

アコール鍼灸治療院 院長

河原 保裕

はじめに

関節リウマチ（RA：rheumatoid arthritis）は，原因不明の自己免疫疾患であるが，遺伝的要因に環境的要因が関与していると考えられている。疫学的には，有病率は全人口の1％で，男女比は1：3と女性が多く，50歳前後が好発年齢とされている[1]。

慢性的に関節滑膜や筋滑膜に，対称性，多発性，びらん性の滑膜炎を呈し，増悪と軽快を繰り返すため，関節や腱に構造的変化が生じ，変形や機能障害をきたす。

また，RAは全身性炎症疾患であり，関節外病変を呈することが多いため，専門医との連携が必要であり，専門医における早期診断，早期治療が患者の予後を大きく左右する。

近年は抗リウマチ薬や生物学的製剤の発展によりRA治療は大きく進歩し，疼痛のコントロールや関節破壊の回避ができるようになってきた。30年前は教科書に載っているような関節変形（スワンネック変形，ボタン穴変形，尺側偏位，外反母趾と槌趾変形など）を呈している患者が多かったが，最近ではそのような患者に遭遇することは珍しくなった。現在，RAは予防することも完治することもできないとされている。よってRAの治療目的は，炎症や疼痛などをコントロールし，関節の破壊をできる限り予防し，患者のQOL（生活の質）を保つことにある。

中医学的考察

「朝の手のこわばり，関節腫脹，関節の痛み」がRAの特徴であるが，中医学的には痺証として取り扱われている。

「痺」とは，つまって通じないことであるが，その原因は外邪である。外邪が人体に侵襲して，経絡の気血が運行障害をきたすことにより，肌肉・筋骨・関節などに疼痛，しびれ，だるさなどを引き起こす。重症化すると関節の腫脹，変形，屈伸不利などが起こり，運動機能に支障をきたすものである。痺証には経絡痺・五体痺・臓腑痺などがある。

経絡痺は，経絡に侵襲した外邪（病因）による名称で表現され，六淫外邪の中でも風・寒・湿・熱邪が関与しているので，風痺・寒痺・湿痺・熱痺と呼ばれたり，症状の特徴による名称で行痺（風邪の遊走性），痛痺（寒邪の凝滞性），着痺（湿邪の重濁粘滞性）と呼ばれたりする[2]。

病変部位の分類として五体痺があり，皮痺（邪が皮毛にあり痒みはあるが痛まず，初めは皮膚に虫がはうように感じる），肉痺（四肢が萎えて弱り，しびれて自由が利かなくなる），脈痺（肌肉が極熱し皮膚にネズミが走るようで，口角が裂け皮膚の色が変わる），筋痺（邪気と気血が相縛して関節に集まり，筋肉が弛緩したり発赤，腫脹したりする），骨痺（四肢が攣急して関節に浮腫が生じる。病は骨にあり手足が動かない）である。

また，臓腑に影響を与えた臓腑痺があるが，臓腑痺は五臓痺（肺痺・心痺・脾痺・肝痺・腎痺）と腑痺（腸痺：胃・小腸・大腸の痺，胞痺：三焦・膀胱の痺）とに分類されている。

RAにおいてはそれらの痺証が単独で出現するのではなく，複数の痺証が絡み合い，臓腑からの影響も考慮すべき疾患である。

手足の関節の痛み，腫脹に関しては標治法として経絡痺の概念で対応できる。経絡痺は風痺，寒痺，湿痺，熱痺の4つに分類できるが，臨床的には風寒湿痺と熱痺の2分類で対応する。『黄帝内経素問』痺論で「風寒湿の三気雑わり至り，合して痺となる」と述べられている。風寒湿痺であっても邪の偏盛により治療目標とする邪を特定し，疏通経絡，祛邪，止痛の治療を行う。多関節において痛みが移るものは風邪偏盛であるため祛風止痛を図り，関節腫脹が顕著なものは湿邪偏盛であるため祛湿止痛を図り，冷えて痛むものは寒邪偏盛であるため祛寒止痛を図る。熱痺は炎症所見（発赤，熱感，腫脹など）がみられるもので，清熱，消腫，止痛を図る。RAは，風寒湿痺と熱痺が交互に繰り返されることが特徴である。また，RAの遺伝性，骨破壊，関節腫脹を考慮すると腎との関わりが推察できるため，本治法としてはこの面から対応できる。遺伝性は先天の精が関与し，腎は骨や水を主ることから，RA発症には腎虚がベースにある。五臓痺の腎痺は，腎は骨を主っており，その骨の痺が治らず，腎の陽気を損傷して冷え痛む。寒は収斂を主っており，寒が筋を傷れば筋脈が攣急する。腎気が脾胃を温めることができなければ，下焦の濁陰が上逆し寒湿内盛を呈し，寒と痛と陰盛を引き起こす。また，RAは50歳前後の女性に発症が多いことを考えると，閉経など腎虚が促進される時期に発症しやすいと考えることもできる。ストレスや職場環境，生活習慣などの環境要因との関連性から他の臓腑失調も考慮しなければならない。

症例

患者 47歳，女性，主婦。

初診日 X年11月18日。

主訴 リウマチによる手足の痛み。

現病歴 X−3年，右中指の動きが悪くなる。最初はひっかかる感じで腱鞘炎かと思い，そのうち治ると思っていた。徐々に左中指が痛くなり，左右の示指も痛みが出始めた。母親がリウマチだったので，かかりつけの内科受診。RA検査で陽性となった。その後，手首と足首のむくみがひどくなり，腫れが引かなくなってきた。2年間痛みが続いたが，X−1年薬を変えたら痛みは消失した。しばらく痛みもなく生活ができていたが，X年9月よりランチタイムに和食のお店で配膳の仕事を始めたら，X年10月頃から再び手指の痛みが出現。病院の薬（レフルノミド・ロキソプロフェンナトリウム水和物・アルジオキサ，その他坐剤）を使用してもあまり痛みが引かないため来院。

バレーボールが趣味で，学生時代から3年前までママさんバレーをしていたが，手指の痛みが発症してからはプレーを止めている。ママさんバレーは全国大会出場レベルのチームであった。

既往歴 特記事項なし。

家族歴 母親がリウマチ。

所見 身長172cm，体重51kg（3年間で10kg以上痩せた）。

痛みのある部位は手関節部，第2・第3指MP関節部，第1指CM関節部。腫脹部位は第2・第3指MP関節部，熱感なし。

食器洗いをしたり，寒い日などに手が冷えたりすると痛み，こわばり感が強い。患部を温めると痛み，こわばり感は楽になる。雨天時は関節が腫れぼったく重く感じる。食欲不振，食後膨満感。二便正常。睡眠正常。寒がり，手足が冷える。

子どもを2人出産（正常分娩）。1年前より月

経不順。来朝しない月もある。経量少。経痛正常範囲内。

脈は沈弦細。舌質は淡暗，歯痕あり，舌苔は白苔。

弁証 風寒湿痺・脾腎陽虚。

論治 散寒祛湿・疏通経絡止痛・温補脾腎。

選穴 太谿・三陰交・足三里・関元・腎兪・胃兪・脾兪（捻転補法，三陰交・関元・腎兪に筒状灸を2壮加灸）［温補脾腎］。

第2・第3上八邪・魚際・外関（捻転瀉法，留鍼後に透熱灸各5壮）［温経通絡止痛］。

使用鍼 ディスポーザブルステンレス鍼，寸3＃2（長さ40mm，太さ0.18mm）。

経過 X年11月25日（第2診），治療後2～3日は痛みが軽くなっていたが，その後徐々に痛みが強くなってきた。朝，起床時に手のこわばり感が強い。手首が楽になったためか，洋服の着脱時に肩に痛みを感じる。肩痛部には熱感，腫脹はなし。

同処方に肩前を加穴（捻転瀉法，留鍼時に筒状灸2壮）。温経通絡止痛を図る。

X年12月2日（第4診），配膳で重い物を持つと手首の痛みが増強。左手首の方が痛みが強い。第2診処方に左は陽谿・陽谷，右は陽谿を加穴（捻転瀉法，留鍼後に透熱灸各5壮）。温経通絡止痛を図る。

その後も週に1回の治療を継続。痛みの強い部位に温経通絡止痛を図り，処方加減を行い，痛み・こわばり感は軽減していた。

X＋1年3月17日（第17診），先週からかぜを引き発熱，下痢が続いていた。5日間ほど寝込み，かぜ薬で症状は治まった。かぜを引いているときから手首，指の関節が疼くようになり，こわばり感も強くなる。

同処方に太白・中脘（捻転補法）を加穴。健脾益気を図る。

X＋1年10月11日（第18診），義母の面倒をみるため，実家に戻ったりしたため半年間来院できなかった。

その間，調子も悪くなかったので病院を受診せず薬も服用していなかった。また，義母の看病の疲労とストレスからか月経が4カ月来ていない。

10月になり手首，指の痛み・こわばり感が強くなり，今度は足首まで痛くなり始めた。足首はくるぶし周りが腫れ，立ち上がるときや正座をすると痛みが強くなる。

第18診時の症状は，両手指のこわばり感，手関節腫痛（陽谿・大陵，左＞右），両第2・第3指MP関節腫痛，左第2指PIP関節腫脹，外果・内果の腫脹，両下肢の丘墟，商丘，足底部に圧痛。

半年ぶりに病院を受診したが，血液検査ではRA数値は悪くなっていなかった。

弁証 風寒湿痺・肝腎陰虚。

論治 散寒祛湿・疏通経絡止痛・滋補肝腎。

選穴 復溜・三陰交・中封・腎兪・肝兪（捻転補法）［滋補肝腎］。

足三里・気海・胃兪・脾兪（捻転補法）［健脾益気］。

第2・第3上八邪・陽谿・大陵・丘墟・商丘（捻転瀉法，透熱灸5壮）［温経通絡止痛］。

左第2指PIP関節に透熱灸5壮［温経通絡止痛］。

X＋1年12月20日（第27診），手足の痛み・こわばり感に波はあるが，全体的に落ち着いている。

寒い日は手のこわばり感が強い。ドライヤーで温めると楽になる。最近気づいたが，手掌や足底にタコみたいな硬結がある。医師に確認したらRAの特徴だと言われた。痛みはない。月経は来ていない。

同処方で透熱灸の壮数を10壮に増やし，温経を強める。

X＋1年12月27日（第28診），1週間前，仲間に勧められてソフトバレーをやった。調子も悪くなかったので激しくなければ大丈夫だと思っていたら，翌日から足首が痛み腫れはひどくなり，手首も痛くて動かせなくなった。手首には熱感が

ありお風呂で温まっているとズキズキ疼く痛みがある。

所見として足関節周りに腫脹がある。熱感はないが底背屈，内外反の動きで痛みがある。手関節掌面から橈側にかけて腫脹があり，熱感もある。特に掌屈，背屈で痛みが増強。

同処方であるが，手関節においては熱痺に移行しているので清熱通絡止痛を目的とする手法を加えた。丘墟・解谿・大陵・陽谿には深めに刺鍼を行い，捻転瀉法の刺激量を増やし，熱めの透熱灸を10壮行い，疏通経絡，行血清熱，止痛を図った。

X＋2年10月10日（第61診），その後もほぼ週に1回の治療を継続し，現在は痛み・こわばり感はない。

仕事で重い物を持ったり，長時間立っていたりすると手首，足首に重さや関節がつまったように感じることはあるが，痛みが出たり腫れたりすることはない。

先週，病院で血液検査をしたらRA炎症所見の数値は下がっていると言われたとのことで，当院での治療も終了し様子をみることにした。

その後も体調管理ということで，月に1～2回来院し，鍼灸治療を継続している。

考察

RAは冷えや湿気により症状の増悪や多関節に症状がみられることが多く，痺証でいう風寒湿痺であることが多い。ただ，RAは発作（炎症）期と非発作期を繰り返すことも多く，炎症所見がみられたら熱痺として扱うべきである。

しかしながら，RAを発症するには，ただ単に外邪と遭遇するだけではなく，RAの発症に至る素因（遺伝的要因・環境的要因）を考慮しなければならない。

本症例は，RAを発症して3年たってからの来院ではあったが，その発症の内的要因として母親がリウマチであったため遺伝的要因も一因であったと考えられる。また，閉経期を迎える時期と重なっているため天癸不足が起きていると考える。さらに環境的要因としては，学生時代よりバレーボールをやっていて，手指が痛くなる時期までプレーを続けていたことで筋骨がかなりダメージを受けていたことも推察できる。

本患者は，運動をしていて女性としては大柄な体格で壮健な人に見えるが，外見とは異なり内的には腎虚傾向の体質があったと推察できる。つまり遺伝的要因と閉経期を迎える前に発症したことが腎虚を示唆する（閉経を迎えるということは天癸が枯渇することで腎虚が進行しているといえる）。さらに腎陽虚が進行することにより脾陽にも影響し，脾の運化機能失調を招き，食欲不振，食後の膨満感などを呈し気虚を促進させることにもなる。外邪は虚に乗じて侵襲するため，気虚は衛気不足にもつながり外邪の侵入を許しやすい。本患者もかぜを引き正気不足になったときに症状を悪化させている。脾の機能低下は陽気不足で冷えを招き，水液代謝障害により腫脹を引き起こす。また内寒，内湿という内生の五邪を発生させ，外寒，外湿を受け入れやすくなる。外邪が長期にわたり停滞すると化火し熱に転化する。そのために炎症を繰り返すこととなる。本症例では，熱痺で発赤，腫脹，熱感を呈しているときに透熱灸を施しているが，透熱灸は行血，清熱，消腫作用を期待して施している。

季節や環境により人体に影響する外邪は異なり，その外邪は単独であったり複数であったりする。しっかりと増悪因子と寛解因子を確認することで，現在の症状を引き起こしている邪の偏盛を知ることができるので，標治法としては袪邪そして疏通経絡止痛を図っていくことが重要である。同時に邪を侵入させないためにも本治法として体質を改善していくことも重要である。

おわりに

RAは慢性化しやすく長期にわたる治療が必要となり，場合によっては専門医との連携も大事になってくる。また症状は，緩解と増悪を繰り返すため，病程を事前に患者に説明しておくことも大切である。いずれにしても標本をしっかりと捉え，標本同治で治療を進めていくことが大事と考える。

文献

1）（編集）越智隆弘・山本一彦・龍順之助．関節リウマチの診療マニュアル（改訂版） 診断のマニュアルとEBMに基づく治療ガイドライン．財団法人日本リウマチ財団，2004，p.58.
2）（編）天津中医薬大学＋学校法人後藤学園・（監訳）兵頭明．針灸学［臨床篇］．東洋学術出版社，1993年，p.284.
3）（監修）高金亮・（主編）劉桂平・孟静岩．中医基本用語辞典．東洋学術出版社，2008年，p.345.

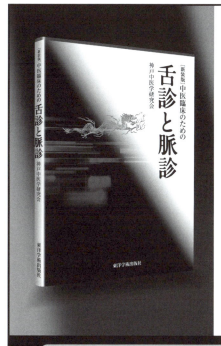

症例で見る 慢性疼痛 治療　鍼灸編

鼓室形成術後の遷延性術後痛に対する鍼灸治療

帝京平成大学 ヒューマンケア学部鍼灸学科/
自治医科大学附属病院 麻酔科・鍼灸外来

玉井 秀明

はじめに

　遷延性術後痛（CPSP：chronic postsurgical pain）は，世界保健機構（WHO）が改訂した『国際疾病分類（ICD：International Classification of Disease）-11』によると「術後少なくとも3カ月間持続する疼痛」と定義されている[1]。わが国でも潜在的患者数は多く，苦痛ばかりでなく，生活の質（QOL：quality of life）の低下を招くことがあるため，CPSPへの対策は周術期医療の最重要課題の1つといえる[2-4]。

　CPSPは複合したメカニズムにより発症し，症状は，手術創部や損傷を受けた支配領域における神経障害性疼痛が多い[4]。治療目標として，「症状はあるが嫌ではない，気にならない」程度に疼痛を抑えられることが現実的といえる[4]。現在，CPSPに特異的な治療は存在せず，一般的に薬物療法より開始され，効果が乏しい場合は，理学療法や心理療法などが取り入れられている[5]。鍼灸治療については，患者が効果を実感し納得しているのであれば取り入れてよいと考えられる[4]。

　本稿では，CPSPについて東洋医学的視点から概説し，耳鼻科領域のCPSPに対して，鍼灸治療が有効と考えられた症例を紹介する。

東洋医学的捉え方

　現在の中医学では，疼痛疾患を含むさまざまな病変の発生原因は，大きく①体質素因，②精神的素因［内傷七情］，③生活素因［飲食不節・労倦・房室不節・寄生虫］，④自然素因［六淫・癘気・外傷］，⑤病理的産物（気滞・瘀血・痰飲・水腫）に分類されている[6]。

　多くの原因が存在する中で，疼痛を発症する共通メカニズム（病機）を考えた際，「不通則痛（通じなければ痛む）」を基本原理として，気血の「不通（運行障害）」により，疼痛が出現する[7]。

　人体の気血は，正常であれば経脈の中を絶えず流れているが，それには，動力面と通路面に問題がないことが前提となる[8]。具体的に，動力面には十分な心気，肺気，腎気，宗気の力が必要であり，通路面には，肝の疏泄，脾の運化，陽気の温煦の力などが必要である[8]。動力面や通路面に異常が発生して，「不通則痛」となり気血の運行障害が身体に障害をもたらすと痛みという感覚が心の主管する「神」に生じることになる[7]。

　もし痛みが発生しても，「正気」が充足していれば気血の運行障害を改善できるが，正気が不足し，気血の停滞が重く，罹病期間が長くなる場合には悪化に向かう[7]。

　CPSPは，手術という侵襲的介入が直接の原因となるが，もともとの患者の体質素因・精神的素

図 遷延性術後痛の発症モデル

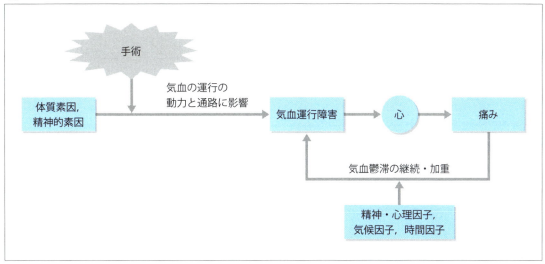

（文献7の図を改変して使用）

因，気候因子，時間因子（罹病期間）などの影響が絡みあい発症する（図）。

鍼灸治療の方針としては，主に患者の体質素因（本）と疼痛部位の気血運行障害（標）の改善を目標とした標本同治が重要と考えられる。

次に，今回，中医学と長野式鍼灸治療法*の考えを取り入れて治療を行い，有効と考えられた症例を紹介する。

*長野式鍼灸治療法とは，日本の鍼灸師長野潔が開発した鍼灸治療法。人の生命活動を支える生理的システム（自律神経系・内分泌系・免疫系など）を東洋医学の理論を用いて捉え直し，臨床実践から見いだした主要な処置法（気流促進処置法，水分代謝促進処置法，血流促進処置法，粘膜消炎処置法，自律神経系・内分泌系調整処置法，免疫機能強化処置法，運動器疾患処置法）と特定の疾患に効果的と考えられる経穴を適宜組み合わせて行う治療法である。本稿で述べている扁桃処置，瘀血処置，気（金）・水穴処置は，それぞれ免疫機能強化処置法，血流促進処置法，粘膜消炎処置法などに含まれる[9]。

症例

患者 48歳，女性。会社員。身長160.7cm，体重64.8kg。

主訴 両耳介痛。

現病歴 X－4年に右真珠腫性中耳炎，X－3年に左癒着性中耳炎のため鼓室形成術を施行後，両耳介痛を発症した。近医整形外科にて後頭神経痛を疑われ，カルバマゼピンを処方されたがめまいの副作用のため内服を継続できず，ブロック注射や電気治療も行ったが改善をみなかった。

X－1年4月に自治医科大学附属病院麻酔科を受診，術後切開創を含む両耳介から後頭部・頸部に，針で刺されるような痛み，圧迫感を伴うピリピリした痛み，灼熱痛，アロディニアを認め，痛みはNRS 10/10であった。プレガバリン，アセトアミノフェン，イブプロフェンの処方に加え，浅頸神経叢ブロック，トリガーポイント注射，キセノン光治療を実施した。X年7月，痛みはNRS

5/10まで軽減したが遷延を認め，本人の希望により鍼灸治療を開始した。

診断名　遷延性術後痛。

痛みについて　部位：両側の耳介上部および耳介付着部の手術切開創。性質：押されるような痛み，知覚鈍麻（−），アロディニア（＋）。程度：右耳介痛がNRS 5〜6/10，左耳介痛がNRS 3/10。頻度・持続時間：じわじわとずっとある。増悪因子：後頸部および肩の凝り，雨や台風などの気象変化。寛解因子：特記事項なし。職場環境：精神的ストレスが大きい。

既往歴　胃炎，高血圧症，めまい。両口蓋扁桃摘出術，両副鼻腔炎手術。

アレルギー　食物（−），薬剤（−）。

東洋医学的所見　問診：鼻がつまることが多い。喉が痛くなることが多い。口がたまに苦い。めまいがすることがある。耳鳴りがすることがある。足がむくみやすい。月経周期が不規則で少量になりつつある。舌診：紅舌，黄苔，辺縁無苔。脈診：沈細弦。腹診：恥骨角部に圧痛。経穴診：然谷・天牖・支溝・天柱・風池・完骨・角孫・肩井などに圧痛。

東洋医学的診断名　肺肝腎虚，三焦不利，肝実，瘀血，経絡阻滞。

治療方針　補益肺肝腎，通利三焦，疏肝，活血，疏通経絡。

鍼灸配穴

●本治法
　（補益肺肝腎）尺沢・太衝・太渓・照海。
　（通利三焦）天牖・曲池・手三里・大椎・復溜・陰谷。
　（疏肝）復溜・太衝。
　（活血）左中封・左尺沢。

●標治法
　（疏通経絡）復溜・陰谷・関衝・液門・天柱・風池・完骨・角孫・肩井など。

使用鍼　セイリン社製ステンレス鍼，直径0.18〜0.20mm，長さ40mm。

治療頻度　1週間から4週間に1回

治療時間　刺鍼後5〜10分間の置鍼。

併用された西洋医学的治療　プレガバリンおよびイブプロフェンの処方，3〜6週間に1回のトリガーポイント注射，1〜4週間に1回のキセノン光治療。

治療経過　鍼灸治療初診時の治療前後の痛みの変化は，右側がNRS 5〜6/10から0〜1/10，左側が3/10から1/10であり，治療直後から効果がみられた。右側は2診目（治療開始1週間後）には2〜3/10となり，その後増悪と緩解を繰り返しながら徐々に軽快し，10診目（治療開始15週後），24診目（治療開始44週後）には0/10となった。一方，左側は増悪と緩解を繰り返し24診目には2/10となった。あわせて症状があまり気にならない日が増えてきた。

　また，鍼灸治療開始後は，トリガーポイント注射を実施する間隔の延長や，プレガバリンおよびイブプロフェンの処方頻度の減少と頓用での服用間隔を延長することが可能となった。そのほか，患者は，雨や台風などの気象変化により痛み症状が悪化して1日中寝込むといったことがなくなり，QOLの改善が感じられ仕事への意欲も増加した。

考察

　本症例では鼓室形成術が支障なく行われ，通例どおり，患者の経過は良好と予想されたにもかかわらずCPSPを呈した。そのため，今回の患者のCPSPの発症には体質素因などの影響が大きいと考えられた。

　患者は小学生の頃から，鼻の調子が悪く，中耳炎を繰り返していたとのことから，もともと鼻や耳が開竅する五臓の肺や腎が虚弱な体質と推察さ

れた。X－4年に両副鼻腔炎手術を行った後，扁桃炎や扁桃発赤を繰り返したことなどから口蓋扁桃摘出術を施行している。

扁桃は，免疫機能を担当することから東洋医学的には五臓の肺と共通性があるが，肺機能の一部というより，リンパ系機能を担うと想定される三焦の役割が大きいと考えられる[6]。そのため，今回，患者の扁桃の不調は，東洋医学的診断名として「三焦不利」という言葉で表現した。長野式では，扁桃は外部からの異物に対する生体の第一線の防衛機構であり，正常な機能が失調すると全身的不調や二次疾患につながるという病巣感染症の考えを取り入れており，五臓の肺や腎，瘀血との関係が深いとしている[8-10]。

また，患者は普段から仕事への精神的ストレスが大きいと感じていた。それにより生じた肝実や，閉経期に近づくことによる肝虚なども体質素因に加わり，気血の運行障害が生じやすい状態であったことが推察される。また，左右の鼓室形成術は，耳介付着部を切開して行われた。耳は腎が開竅し，耳介付着部は手少陽三焦経の経絡走行部位にあたる。そのため，体質素因に，手術による腎への影響や三焦の経絡の気血の運行障害が合わさり，手術切開創周囲に痛みが発症し，正気不足などによる症状の遷延に至ったと考えられる。

身体所見について，長野式では，口蓋扁桃の異常の診断点は手少陽三焦経の天牖であることから，三焦の機能失調を表わすと考えた[9,10]。肝実の代表的診断点は右期門であるが，治療経過中に何度か圧痛反応がみられた[9-11]。瘀血の代表的診断点は左大巨であるが，初診時には反応点の1つである左恥骨角部に圧痛がみられ，その後は左大巨での反応が何度もみられた[9,10]。また，長野式では，各経絡の火穴*に圧痛がみられると，その経絡あるいは所属する臓の炎症や腫脹などの反応とみなす[9-11]。今回は，火穴反応が，まず足少陰腎経の然谷，手少陽三焦経の支溝にみられた。そ

のほか，手術切開創周囲や後頸部の経穴にも圧痛がみられ，経絡の阻滞がうかがえた。

以上のことから，東洋医学的診断名を，肺肝腎虚，三焦不利，肝実，瘀血，経絡阻滞とした。

本治法として，補益肺肝腎に尺沢・太衝・太渓・照海，通利三焦に天牖・曲池・手三里・大椎・復溜・陰谷（長野式扁桃処置），疏肝に復溜（長野式肝実処置）・太衝，活血に左中封・左尺沢（長野式瘀血処置）を用いた。標治法は疏通経絡を目的としたが，然谷と支溝の火穴反応に対しては，足少陰腎経と手少陽三焦経の金穴*と水穴*である復溜と陰谷，関衝と液門（長野式気（金）・水穴処置）を用いた。そのほか，天柱・風池・完骨・角孫・肩井を局所阿是穴として治療を行った。以上を基本的な治療法として，そのときどきの診断点となる経穴の反応を考慮しながら治療した。手太陰肺経や足少陽胆経の火穴に反応がみられたときには，それぞれの金穴と水穴である経渠と尺沢，足竅陰と侠渓を用いた。

上記のような治療を行った結果，治療目標であった「症状はあるが気にならない」程度まで痛みを軽減することができた。また，併用されていた西洋医学的治療において，トリガーポイント注射の間隔の延長や処方の頻度の減少なども可能となった。天候に体調を左右されなくなったことから，QOLの改善や仕事への意欲の向上もみられた。これらのことから，症状に関わる気血の運行障害の改善により症状が緩和され，心が主管する「神」への効果もみられたと考えられる。

* 火穴・金穴・水穴とは，人体に存在するとされる正経十二経脈に所属する経穴のうち，五行の性質（木・火・土・金・水）が割り当てられた五行穴の火・金・水に相当する経穴。手足の三陰経では，滎火穴・経金穴・合水穴，手足の三陽経では，井金穴・滎水穴・経火穴に該当する。長野式では，各経脈の金穴が，細胞呼吸（内呼吸）・肺呼吸（外呼吸）・生体の気の流れを改善する作用を持つと考え「気穴」と呼んでいる[9]。

おわりに

CPSPへの対応は重要課題であり，西洋医学的治療を継続しても治療に難渋した際には，鍼灸治療が選択肢の1つとなれば幸いである。

文献

1) https://icd.who.int/browse11/l-m/en#/http://id.who.int/icd/entity/985186256
2) 川真田樹人．遷延性術後痛とは？．Practice of Pain Management．2013，4（2），p.131-137．
3) 伊東久勝・服部瑞樹・堀川英世ほか．遷延性術後痛の対策．日本ペインクリニック学会誌．2018，25（4），p.231-237．
4) 井上荘一郎．遷延性術後痛．薬事．2018，60（5），p.91-95．
5) 吉山勇樹・布施谷仁志・川真田樹人．慢性痛および異常痛 遷延性術後痛．診断と治療．2016，104（11），p.97-101．
6) 神戸中医学研究会編．中医学入門．千葉，東洋学術出版社，2012．
7) 賀普仁（著）・賀偉（監修）・谷田伸治（訳）．痛みの症状別針灸治療．東京，静風社，2015．
8) 形浦昭克．二つの顔を持つ臓器 扁桃とその病気．東京，南山堂，2015．
9) 長野潔．鍼灸臨床わが三十年の軌跡―三十万症例を基盤とした東西両医学融合への試み．神奈川，医道の日本社，1993．
10) 長野潔．鍼灸臨床新治療法の探究―心に残る診療カルテから．神奈川，医道の日本社，1996．
11) 村上裕彦．長野式における「肝」への鍼灸．医道の日本．2007，66（3），p.59-63．

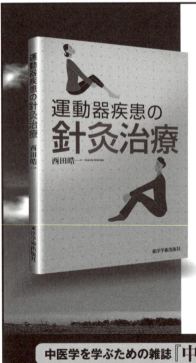

症例で見る 慢性疼痛 治療 | 鍼灸編

帯状疱疹後神経痛の鍼麻酔方式による治療

ともともクリニック 副院長/鍼灸師

石川 家明

はじめに

かつて駿河台日本大学病院麻酔科の鈴木太は1976年の『日本医事新報』で「針研究の現状」と題して次のように述べている。

「針が世界の医学界に及ぼした貢献の中で見逃してならないことは，痛みの生理学研究に与えた影響である。針は人間を刺激して疾患の治療や麻酔を行うだけではなく，学問の進歩をも刺激したといえよう」

鍼麻酔が世界に発信されてから4年後の記事である。当時は世界の多くの痛みの研究者が鍼麻酔の研究に着手したので，あながち大仰な言い方ではない。世界的規模で鍼麻酔の追試が行われたが，鍼麻酔の機序を解明するべく研究が主で，従来の麻酔術を補完できるほどの方法の実用化には至らなかった。いくつかの欠点があったからである。人手や手間がかかることや術者の技量がいることなどもあげられているが，何よりも麻酔効果の発現が常に一定ではないことが主たる理由であろう。

世界中にセンセーショナルな話題を与えた鍼麻酔であったが，臨床家にもたらした意義は何であろうか？ 筆者は2つの大きな賜物があったと考えている。1つは，多数の実験医学的な研究から鎮痛作用に限るが経穴効用の知見が得られたことである。もう1つは，それまでの方法では除き

えない難治性疼痛に対しても新たな治療方法を見いだしたことであろう。

鍼麻酔の実験から得られた経穴効用の知見

経穴に関して臨床的に寄与すると思われる知見をいくつか列挙すると，以下のとおりである。

・経穴以外の刺激でも疼痛閾値は上昇するが，経穴部の方が深部知覚を有効に伝えることがわかったこと。

・今ある疼痛を抑制するばかりではなく，これから侵襲する痛みを抑制できること。

・手術の部位により，経穴の組み合せが決定している。その配穴は，経絡の走行などの古典的観点からの取穴が多いこと。

・使用する経穴数は比較的少数であること。安易に増やすと鍼麻酔は成立しないこと。

・経穴の組み合せにより鎮痛部位の発現が違うこと。それは単純な算術的な和にならないこと。例えば，Aの部位に閾値上昇効果を持つ経穴の組み合せと，Bの部位に閾値上昇効果を持つ経穴の組み合せを2つ合わせて使用しても，A＋Bの部位に鎮痛効果は発現しないことであり，新たなCの領域に閾値上昇効果が発現することがある。

・経穴の組み合せにはかなり厳格性が求められる

ものがあること。ある経穴の組み合せに経穴を1つ加減すると，隣接するほかの部位に移動することがある。例えば，大臼歯と小臼歯は隣接してあるが，経穴を1つ取捨選択するだけで疼痛閾値上昇の部位を交互に移動させることが実験医学的に証明できている（表「三叉神経痛に応用する『歯科鍼麻酔の経穴処方』」を参照されたい）。

・健康な者にも同様に疼痛閾値の上昇を認めることから，病時ではない健康時の経穴には特異的効果がもともと具わっていることが考えられる。

・これらの事実から，経穴処方の概念が成立すること。

・疼痛部位により，経穴処方が決まっており，高確率で疼痛閾値の上昇がみられるので，疼痛治療においては弁証よりも弁病が治療の要点となる。例えば，歯痛とわかれば歯牙別の鍼麻酔治療穴パターンで95～97％の確率で鎮痛効果を得られるので，弁病の後に弁証が必要なのはわずか3～5％にすぎない。当然，この数字は疾患により異なる。

難治性疼痛に対しての新たな治療方法としての鍼麻酔方式

通常の鍼灸治療では効果の上がらない器質的な神経変化による痛みに対しては「鍼麻酔方式による通電療法」の方がより優れた効果があるという参考文献2）等の報告がある。鍼麻酔が喧伝された当時，医療関係者の反応の1つとして「陳旧性帯状疱疹後神経痛に鍼治療は効果があるか？」との質問が多出していた。抗ウイルス薬のアシクロビルの薬価収載が1988年のことであるので，それより以前の1970年代当時には帯状疱疹後神経痛に悩んで今よりずっと多くの患者が鍼灸治療を求めて来院していた。治療に難渋すると鍼灸院ショッピングの現象も起きていた。つまり，真性

表　三叉神経痛に応用する「歯科鍼麻酔の経穴処方」

治療部位	上顎	下顎
前歯	人中透し迎香	承漿・頰車
犬歯	人中透し迎香・顴髎	承漿透し大迎・頰車
小臼歯	下関・顴髎	承漿・頰車
大臼歯	頰車・顴髎	承漿・頰車・下関

三叉神経痛や陳旧性帯状疱疹後神経痛などの難治性疼痛に対する治療法の模索が当時の医療課題の1つであった。

鍼麻酔が成立するための諸条件

鍼麻酔が成立するためには2つの原則があり，それは難治性疼痛を治療する「鍼麻酔方式通電療法」にも適応する。そのため単に針－針電極で通電する「低周波通電療法」とは方法を異にするので区別すべきである。

下記に「鍼麻酔方式通電療法」の原則について述べる。

●配穴の原則

配穴に遠隔取穴と局所取穴を組み合わせるのも鍼麻酔方式の特徴である。遠隔取穴はおおざっぱに頭部，顔面部，胸部，腹部，上肢，下肢などの手術部位の含まれる領域全体の疼痛閾値を上げる目的で，局所取穴は手術する当該部位の疼痛閾値を上げる目的で取穴される。

例えば，本稿に関して述べれば，顔面部での遠隔取穴は患側と反対側の合谷が遠隔取穴として圧倒的に使われる頻度が多い。歯科領域に関しては患側と反対側の三間透し合谷を使う。また，胸部では患側の合谷と内関を組み合わせて遠隔取穴として使う。

局所取穴については後述する。

●刺激の3条件

一般論として，鍼麻酔が整うためには下記の刺激の3条件が必ず必要であり，以下のとおりである。
①得気が起こること。

日本においては「気持ちのよい響き」の方が鍼麻酔の成功率が高かった。
②タッピングが起こること。

通電により筋が収縮して，タッピングが起こる。マイナス極の方が刺激導子であるので，一般に筋の薄いタッピングの起きにくい側にマイナス極を置く。前述の「気持ちよい響き」と同様に，タッピンの強さも，強くもなく弱くもない患者がほどよいと感じる刺激量に通電中は維持する。周波数は日本においては1～2Hzが多く使われる。高周波では鍼麻酔の成功率は低かった。
③誘導時間があること。

誘導時間＊15～20分後に，手術に必要な疼痛閾値の上昇が維持される。転じて鍼麻酔方式による治療においての通電時間の目安となる。したがって15分以上の時間が最低限必要となる。報告により異なるが一般に40～50分以上通電しても疼痛閾値はそれ以上上昇しないことが知られている。そのため，鍼麻酔方式による治療でも，治療時間はある一定以上の時間が必要であるが，それ以降は時間をかけても疼痛閾値の上昇は期待できないと考えられる。

なお，使用する針の太さは安全性と通電時の心地よさのために5番以上を用い，単回使用にする。

＊通電開始から，手術開始ができるまでの時間を誘導時間という。一般に，15～20分後に，手術に必要な疼痛閾値の上昇が維持される。

鍼麻酔方式の実際

帯状疱疹後の代表的な神経痛である三叉神経痛と肋間神経痛についての鍼麻酔方式による治療の実際を述べる。

●三叉神経痛の鍼麻酔方式による治療

【遠隔取穴】

患側と反対側の三間透し合谷。三間から斜刺で刺鍼する。本来合谷で得気（針の心地よい響き）を得られるであろう深さに向かって刺入するので，斜刺でもかなり水平刺よりの方向である。通電時，タッピングで人差し指が動くぐらいの電流量を求める。親指が動くようならば，打ち直しが必要である。そのため，合谷の取穴は中手骨中央よりにするとタッピングにより人差し指が動かしやすくなる。

【局所取穴】

抜歯鍼麻酔時は，表「三叉神経痛に応用する『歯科鍼麻酔の経穴処方』」にある歯牙別に準じて経穴を処方する。そのため，三叉神経痛の局所取穴を考えると，標準的な第2枝三叉神経痛であるならば，上顎の顴髎がポイントであることがわかる。第3枝三叉神経痛であるならば，承漿と頬車の組み合せがポイントであることがわかる。残るは第1枝三叉神経痛であるが，眼窩上切痕から第1枝の眼窩上神経が額に表出して陽白を通るので，陽白が治療点になる。より内側の滑車上切痕から上方に向かう滑車上神経の痛みの場合は攢竹およびその近辺に取穴する。両切痕の圧痛とそこから上方に伸びてくる両神経のチネルサインを確かめることにより，容易にどちらを取穴するかの判断はできる。

なお，神経痛治療において注意すべきはトリガーポイントの存在である。三叉神経痛では迎香部位がトリガーポイントとなりやすいことがわかっている。トリガーポイントは疼痛発作を引き起こすばかりではなく，その部位で痛覚過敏状態を長期間残すことがあるので注意されたい。トリガーになりやすい部位は，軽い押圧から始まり，置鍼や通電がトリガーにならないように徐々に刺激していく。

● 肋間神経痛の鍼麻酔方式による治療

【遠隔取穴】
　同側の合谷と内関。合谷と内関の組み合せによる使用は胸部の鍼麻酔手術に多用される。

【局所取穴】
　肋間神経の刺鍼は，該当する脊椎棘突起直側（圧痛が必ず検出される）とそこから出る肋間神経痛の走行に沿って痛みがあるので，痛みの最末端部位に刺鍼する。帯状疱疹後肋間神経痛の場合は痛みの出現がデルマトームに沿うので，当該デルマトームの脊椎棘突起直側（圧痛が必ず検出される）に取穴するケースが多い。一般に，帯状疱疹後神経痛の場合，患者の訴える疼痛発現が末梢神経の走行に沿うのか，デルマトームに沿うのか，あるいは両者なのかの鑑別診断が必要で，それぞれに応じて針刺する。

　なお，気胸を防ぐために，神経ブロック手法を参考にしたい。すなわち，刺鍼は肋骨下縁に最初に当てたのち，やや肋骨下縁を少しくぐらせる方向で得気を求める。必ずしも神経刺に至らなくてもよい。この場合の得気は前述の「心地よい響き」か，神経刺や神経傍刺による「神経の放散感覚」かのどちらかでよい。軽い得気でも十分な効果を得られる。

鍼麻酔方式による帯状疱疹後神経痛の治療

症例1

患者　72歳，女性。

現病歴　2年6カ月前に顔面帯状疱疹が発症，ハッチンソンサインがあり入院治療。退院後激烈な左第2枝・3枝の三叉神経痛を発症した。1日に30秒程度の発作が数十回起きる。痛みがひどいので自殺願望を口にする。第2枝の痛みの左迎香がトリガーポイントとなっている。

所見　舌は絳舌，痩薄。脈は脈渋，尺無力。

鍼灸治療　鍼麻酔方式による通電を右三間透し合谷～左顴髎，左承漿～左頬車に行った。通電時間25～35分間。

経過と考察　週2回の治療で7回目ぐらいから激しい発作が減ってきた。15回目から発作回数が半減した。週2回の治療継続で46回目にて完治する。鍼治療時には薬物治療は行っていないが，鍼治療開始後8カ月目頃からハッチンソンサイン部の色素沈着と軽度の瘙痒感改善を目的に桂枝茯苓丸を2年間服薬。色素沈着はかなり軽減し，瘙痒感は消失した。40年前の症例である。

症例2

患者　58歳，女性。

現病歴　10カ月前に右眼痛より始まり，数日後に額部と頬部に帯状疱疹が発症。その後右第1枝三叉神経痛を発症して現在に至る。額部に痛痒みがあるためか発作性よりも持続性の痛みを訴える。右眼奥の発作性疼痛がある。肩こりあり。プレガバリン100㎎を服薬中，当院からは竜胆瀉肝湯と黄連解毒湯のエキス剤を処方。

所見　舌は舌紅，黄膩苔。脈は脈滑弦。

鍼灸治療　仰臥位で肩こりの針治療後，仰臥位にて鍼麻酔方式による通電を左三間透し合谷～右陽白に行った。右攢竹は置鍼を行った。通電時間

写真

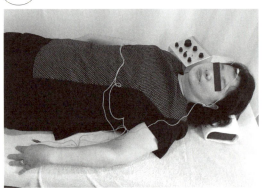

20 〜 25 分間（**写真**，本人から掲載許可を得ている）。

経過と考察　週1〜2回の治療で4回目からNRSは 6/10 に減少する。現在も治療継続中。

症例3

患者　58歳，男性。マンション管理人。

現病歴　5年前，帯状疱疹後左肋間神経痛になり，いまだに夜間痛がつらく，夜十分に寝られない。昼の痛みはどうにか我慢している。整形外科へ通っていたが痛みが変わらず，鍼灸治療を病初から継続している。当院で14軒目である。

鍼灸治療　鍼麻酔方式による通電を左合谷〜左内関，Th8 棘突起左直側〜左前胸部第8肋骨末梢部に行った。通電時間は 25 分。

経過と考察　本症例は週2回の治療で2カ月目にて強い痛みは軽度になり，後は週1回の治療間隔で1年4カ月間にて完治した。37年前の症例である。

より効果をあげるための方策

鍼灸治療には，現代医学で十分な効果を得られない患者が来院するケースが多々ある。しかし，難治性疼痛疾患は従来の鍼灸治療でも奏効しないことが多いので，鍼麻酔方式による治療は神経障害性疼痛に悩む患者に寄与できると考える。

慢性難治性疼痛患者に対する新薬が登場して，疼痛患者に「痛みをがまんさせない」治療手段が増えたことは患者にとって喜ばしい。

当院でも，疼痛患者に鍼灸治療に加えて漢方薬の併用療法を行っている。筆者の感触ではあるが，鍼灸単独治療よりも治癒に至る治療期間が 2/3 ぐらいに短縮する傾向を認めている。それが，神経障害性疼痛の新薬であるプレガバリン，デュロキセチン塩酸塩，ワクシニアウィルス接種家兎炎症皮膚抽出液をさらに併用できるようになってからは，治療期間はより短くなっている。そのため，今後は東西両医学の併用が望ましいと思われる。NSAIDs や軽度オピオイド系薬物を含めて，疼痛患者に対する東西両医学の総合治療の戦略を立てることが急務であろう。

稿を終わるにあたり，本論考の内容に関しては，山田整形外科・胃腸科・肛門科院長 山田友久氏と，ともともクリニック院長 木村朗子氏との長年の共同研究の結果とご教示によるところが大きい。両氏に心より感謝申し上げる。

参考文献

1）鈴木太．針研究の現状．日本医事新報．1976, No2742, p.16-21.

2）鈴木太．ハリ治療の進歩．ペインクリニック．1980，1（2），p.399-405.

3）Fox EJ. Melzack R. Transcutaneous electrical stimulation and acupuncture：comparison of treatment for low back pain. Pain. 1976, 2（2），p.141-148.

4）韓済生．針麻酔による鎮痛効果の研究〈前篇〉．中医臨床．2018，39（4），p.616-624.

5）韓済生．針麻酔による鎮痛効果の研究〈後篇〉．中医臨床．2019，40（2），p.130-138.

6）針刺麻酔．商務印書館香港分室．1973，p.62-68, p.160.

7）森和・石川家明ほか．歯科ハリ麻酔の実験医学的研究．理療の科学．1979，7（1），p.33-47.

8）代田文彦．針麻酔について．医道の日本．1973, 32（9），p.5-42.

9）厚生省科学研究班．鍼灸に関する基礎的・臨床的研究．業績報告論文集（昭和53・54年度）．

10）厚生省科学研究班．鍼灸に関する基礎的・臨床的研究．業績報告論文集（昭和55・56年度）．

11）石川家明．経穴のつきあいかたのコツ．針灸臨床のコツ．医道の日本社，2008，p.13-15.

12）石川家明．穴性論，そのリアリティーとエビデンスの狭間で．中医臨床．1999，20（2），p.112-114.

13）石川家明．日本の鍼灸師に弁証論治は必要か．中医臨床．2005，26（3），p.430-431.

14）山本亨．若杉文吉．痛みの治療．医学書院．1972，p.67-72, p.141-143.

実践！漢方ライフ ツボ押し編

慢性の痛みに役立つ簡単ツボ押し

北里大学 客員教授/
北里大学 東洋医学総合研究所　伊藤 剛

　指圧やツボ押しで慢性の痛み症状を簡単に改善させる，即効性のあるツボを紹介いたします。

　ツボの押し方は，基本的に指で皮膚面に対し垂直に，判子を押す程度の力で押します。押す間隔と回数は，一箇所5秒間5回ぐらいにします。通常，トリガーポイント同様，圧痛のあるツボが治療点となります。

　自分の指では押しにくい背・腰・臀など背面部は，硬く大きいソフトボールをベッドや布団の上に置き，身体をボールの上に乗せて，ツボのある皮膚面に体重が垂直にかかるように身体を傾けて30秒から1分間押します。なお，ツボの位置や押し方などの詳細は，図や下記の文献（自著）などを参照してください。

●緊張型頭痛，大後頭神経痛など
　風池（小後頭神経），天柱・玉枕（大後頭神経）。片頭痛には懸顱（耳介側頭神経）・陽白（眼窩上神経）と奇穴の太陽（頬骨神経）。風池・玉枕・太陽は眼精疲労やドライアイにも有効。

●首のこりや頸部痛
　天柱（頸半棘筋）と奇穴の頸百労（頸板状筋）や手背第2-3指間にある落枕（橈骨神経）。落枕は，寝違えの特効ツボ。

●肩こり
　肘外側にある曲池（橈骨神経），肩甲上部にある肩井（僧帽筋），天髎（肩甲挙筋），肩中兪（小菱形筋），天宗（棘下筋）。

●背部痛
　背中の心兪・膈兪・膏肓（脊柱起立筋）や身柱（胸神経）。

●腰痛，坐骨神経痛
　腰部の志室・腎兪・大腸兪（腰神経）と膝裏の委中（坐骨神経）。坐骨神経痛には臀部の胞肓・環跳と奇穴の臀中（梨状筋・坐骨神経）などが有効です。

参考文献
1) 伊藤剛. 東西医学の専門医がやさしく教える 即効100ツボ. 高橋書店, 2012.
2) 伊藤剛. （図解）いちばんわかる！東洋医学のきほん帳. 学研パブリッシング, 2014.
3) 伊藤剛. 最新版 カラダを考える東洋医学. 朝日新聞出版, 2018.

図　慢性の痛み解消に役立つツボ

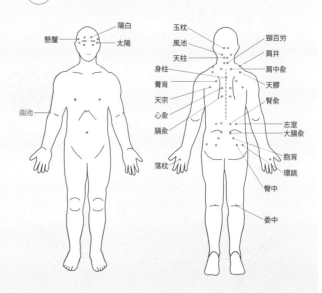

慢性疼痛
先人に学ぶ漢方の知恵 古典の教え

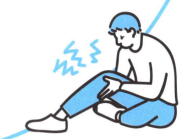

織部内科クリニック 院長
織部 和宏

はじめに

　医学の始まりは痛みや発熱，外傷や嘔吐，下痢からいかに早く症状を緩和するかの試みから始まったのでないかと私は想像している。
　特に痛みは歯痛ひとつとっても大変辛いものがあり，少しでも早く解放されるためにいろいろなアプローチがされてきたと思われる。釈尊も歯痛に悩まされ，その痛み緩和のため柳の枝を噛んで治されたとの伝説を大塚恭男先生のご著書『医学史こぼれ話』（株式会社臨床情報センター）が紹介している。
　先人に学ぶ漢方の知恵を症状別に述べさせていただく。

頭痛

　浅田宗伯の『傷寒論雑病辨証』（長谷川弥人訓読校注，たにぐち書店）は『傷寒論』『金匱要略』の方剤を症候別に分け，その鑑別を述べたもので実際の臨床にあたり大変に役に立つ書物である。
　この本でトップにくるのが頭痛である。そこから引用すると「頭痛とは邪気が上に攻むるなり」とその原因が述べられている。片頭痛等の習慣性頭痛は，その人の体質的あるいは遺伝的な要因によるものが多いが頭痛そのものは，傷寒によって起こる症状のひとつであるので，そう規定されていると思われる。
　『傷寒論』は，特に傷寒や中風によって起こる病状を太陽病〜厥陰病の六病位に分けてそれらの代表的な症状や対応する処方を紹介している。特に頭痛に関しては「三陽倶に」あり，「而して太陽が専ら」であるが，場合によっては他の病位に移っても症状のひとつとして存在するとある。
　さて太陽病に対して使用する方剤は，麻黄湯や桂枝湯をはじめいずれもその適応症状のひとつに頭痛があるが，やはりファーストチョイスは葛根湯および桂枝加葛根湯である。この2方は特に頭痛に加え「項背強ばる」ことが「几々」と原文にあるように後頭から項，そして肩背にかけてのこわばりに適応するのでこれはまさしく頭痛のタイプとしては筋緊張性に効力を発するということである。
　両方剤の使い分けは汗の有無であるが，感染症でなければ体力や胃の強弱で鑑別している。

◆症例1

患者 44歳，男性。

主訴 眼精疲労時の頭痛。

現病歴 それまでは外勤であったが，1年前から午前，午後ともにコンピューターで伝票を処理する業務に変更となった。それから2カ月ほどして，目のかすみと前頭〜後頭，項から両肩にかけ激痛が生じるようになり脳外科を受診。CT上は異常なし。ロキソプロフェンナトリウム水和物を投与されだいぶ改善したが2カ月前の雨降りの日に「めまい」が生じ，耳鼻科を受診しいろいろな処置と投薬をされたが，いまひとつスッキリ改善しなかった。その後，気圧の変動時に頭を押さえつけられる感じと頭帽感，目のかすみがひどくなると言って，漢方治療を希望して来院した。

現症 身長175cm，体重80kg。脈は沈緊。血圧132/84mmHg。舌はやや紅，白黄膩苔。腹力はやや強く，臍上に圧痛，両側に及ぶ胸脇苦満を認めた。

経過 外勤からコンピューター仕事の多い部署に移ったことや眼精疲労もあり，ストレス性の要因に注目すると腹診で胸脇苦満もあったため，大柴胡湯や四逆散が候補になると考えられた。また，気圧の変動による頭痛やめまいを重視すると五苓散証のように思えたが，項背のこわばりが強く臍上に大塚先生の圧痛点を認めたことをよりどころに葛根湯のエキス製剤を7.5g/日分3で処方した。

1週間後に来院。効果は抜群で「肩から頭のてっぺんまで久しぶりにスッキリした」との報告があり，その薬でしばらくフォローアップすることにした。

コメント 筋緊張性頭痛に対しては葛根湯がファーストチョイスとなることが多い。しかし，葛根湯のみでもうひとつ効果のない場合，肩〜頸の凝りがひどければ凝痺腫痛とみなして，これに蒼朮・附子を加味した葛根加朮附湯が適応となる。

気圧の変動に特に敏感であれば，五苓散に変えるか合方するとよい。副鼻腔炎がベースにあれば葛根湯加川芎辛夷がよく効くことが多い。虚証には桂枝加葛根湯である。

さて，『傷寒論』医学で頭痛に対応するには六経弁証に基づいて方剤を決定することが大事であるが，代表的な条文を参考までに引用する。

> "霍乱，頭痛発熱身疼痛熱多く水を飲まんと欲する者，五苓散之を主る（『傷寒論』霍乱病篇）"

この適応だけではなく，雨降りの前等の気圧の変動や飲酒後の頭痛などにも効果がある。

> "婦人草蓐に在り自ら発露して風を得，四肢煩熱に苦しみ頭痛する者を治するに小柴胡湯を与う（『金匱要略』婦人産後病篇附方）"

> "桂枝湯を服し或いは之を下し仍頭項強痛し翕々発熱し汗無く心下満微痛，小便不利する者，桂枝去桂加茯苓白朮湯之を主る（『傷寒論』太陽病上篇）"

この方剤は「去桂加」について古来いろいろ議論はあるが，私はこの通りの使い方をしていくつもの著効例を持っている（拙著『漢方診療 ワザとコツ』東洋学術出版社，188頁を参照）。

> "傷寒，大便せざる六七日，頭痛，熱ある者は承気湯を与う（『傷寒論』太陽病中篇）"

あくまで小便が濃い場合であるが，この承気湯は大承気湯を用いるまでもなく調胃承気湯で十分である。便秘をして頭痛が起こるという症例は結構あり，瘀血があり少腹急結があれば桃核承気湯（『漢方診療 ワザとコツ』33頁参照）であるが，なければ調胃承気湯で十分効果がある。

そして次が片頭痛に対して使用する頻度の高い呉茱萸湯の条文であるが，以下の通りである。

> "乾嘔，涎沫を吐し頭痛する者，呉茱萸湯之を主る（『傷寒論』厥陰病篇）"

片頭痛に対しては漢方薬のファーストチョイスである。

◆症例2

患者 57歳，女性。

主訴 発作性に起こる頭痛。悪心・嘔吐・めまい。

現病歴 X－1年8月頃，冷たいものを摂ったところ，急にこめかみのあたりがズキンズキンとし，むかつきがひどく数回吐いた。その際はSG配合顆粒（イソプロピルアンチピリン・アセトアミノフェン・アリルイソプロピルアセチル尿素・無水カフェインの合剤）等の服用でなんとか治っていたが，その後片頭痛の発作が月に数回起こるようになった。新薬のトリプタン系の薬で少しはよくなるが「値段があまりに高いので安い漢方でなんとかならないか」と言って，X年5月に来院した。

現症 痩せ型で冷え症。脈は沈細。血圧は156/90mmHg。腹力はやや弱で心下痞鞕を認めた。手を握ると冷たかった。

経過 性格的には加味逍遙散かとも思ったが，主訴が片頭痛なので迷わず呉茱萸湯のエキス製剤を処方した。

1週間後に来院し，「この1週間，ひどい片頭痛はなかった」と言う。

3週間後，「呉茱萸湯服用後はすこぶる快調で，足の冷えもあまり感じなくなった」と話す。

以降は，発作が起こりそうな場合での服用を指示したが，2年余りの経過観察で10回も必要がなかったとのこと。

コメント 呉茱萸湯の適応として矢数道明著の『漢方処方解説』（創元社）より主なものを引用すると，以下の通りである。

・急に頭痛と嘔吐と煩躁するもの。

・偏頭痛で，発作時は目くらみ，手足厥冷し，冷汗が出，脈沈遅の者。

・嘔吐の癖のあるもの。

・涎沫を吐く癖のあるもの。

・食餌中毒ののち嘔気乾嘔のやまぬもの。

・吃逆。

以上は『傷寒論』『金匱要略』の方剤であるが，これらでうまくいかなかった場合にどうするかということであるが，後世方の処方が参考になる。曲直瀬道三著の『衆方規矩』（燎原書店）の頭痛門には駆風触痛湯（去藁本加菊花が清上蠲痛湯）と『和剤局方』が出典の川芎茶調散が載せらせている。

川芎茶調散は医療用のエキス製剤にあるが，香附子が構成生薬に含まれており，私はSG配合顆粒が効くタイプで月経周期や気鬱が絡んだ頭痛に対して使用して功を奏することを数々経験している。

一方，医療用ではないがエキス製剤にある清上蠲痛湯は『古今方彙』の頭痛門に「一切の頭痛を治す主方なり」と述べられている（甲賀通元編集，吉冨兵衛訓註『和訓古今方彙』，緑書房）。私も西洋医学の薬や『傷寒・金匱』の方剤で効果がなかった頑固なケースに使用し数々著効を得ている。

頭痛も頭のどの部位が痛むかによって方剤が違うことが『古今方彙』では紹介されており，例えば『万病回春』が出典の当帰補血湯は「左に偏する者は風と血虚に属する」とあり，黄耆益気湯は「右に偏する者は痰と気虚に属する」とある。また，「左右倶に疼む者は気血両虚なり」とあり，調中益気湯が適応となる。そのほかにも選奇湯は「眉稜骨痛」に，羗呉湯は「厥陰にて頭頂項痛」にといったように，外因や体質的な要素とともに痛む場所の違いによってそれぞれの方剤を鑑別して使うことが詳しく述べられている。

また，個々の生薬についてもみてみると，『中医臨床のための中薬学』（東洋学術出版社）の，辛温解表薬の藁本の項に「参考」として「藁本・羗活・白芷・川芎は頭痛に効果があるが，藁本は膀胱経に入り頭頂痛に，羗活は膀胱経に入り後頭痛に，白芷は陽明経に入り前額痛に，川芎は少

陽経に入り側頭痛，にそれぞれ有効であると書かれており，各方剤がどの部位の頭痛に効くかを理解するうえで参考となる。先に述べた清上蠲痛湯が「一切の頭痛を治す」とされる理由がその薬方の構成生薬から納得できるのである。

腰痛

　私自身は腰が痛んだ経験はあまりないが，家内が昨年4月，脊柱管狭窄症と脊椎分離症による頑固な腰痛で手術を受けている。また，腰痛で漢方治療を希望して当院を受診してくれる患者も結構おり，けっして見過ごせない領域である。

　『傷寒論』『金匱要略』で腰痛に触れている条文を列挙すると，以下の通りである。

> "太陽病，頭痛発熱，身疼腰痛，骨節疼痛，悪風汗無くして喘する者，麻黄湯之を主る（『傷寒論』太陽病中篇）"

　しかし，腰痛だけ，あるいはそれを主な症状とする場合は麻黄湯を使う機会は少ない。

　全文は長いので省略するが，『金匱要略』の黄汗の病に「腰寛弛痛」とあり，腰痛は桂枝加黄耆湯の主治のひとつであるが使うチャンスはあまりなさそうである。

> "腎著の病，其人身体重く腰中冷え水中に坐るがごとく，（中略）腰以下冷痛し腰重く（中略），苓姜朮甘湯之を主る（『金匱要略』五蔵風寒積聚病篇）"

コメント　苓姜朮甘湯は冷えて腰〜下肢が痛むケースに使うことが多い。効果をパワーアップさせたいときは附子末を加味する。また杏仁を加味すると，尾台榕堂の『類聚方広義』の頭註にある「腎著湯と名づけ，妊婦浮腫し小便自利し腰髀（＝腿）冷痛し喘咳する者を治す」の方意となる（『類聚方広義解説』藤平健主講，創元社）。冷え

て起こる腰痛や坐骨神経痛に芍甘附子湯や牛車腎気丸とともに使用する機会が多い。

> "千金内補当帰建中湯。婦人産後，虚羸不足，腹中刺痛止まず，吸々少気，或いは少腹拘急に苦しみ痛腰背に引き飲食する能わざるを治す（『金匱要略』産後病篇）"

　千金内補当帰建中湯は当帰芍薬散と鑑別しながら特に腹診所見を参考にして決定しているが，立ちっぱなしや夜休んでから腰が痛くなる場合は，腹力が弱いというか腰椎の支持組織の力が不足しており，これらの方剤の適応となることが多い。この場合は，補中益気湯を合方するとさらに効力を発揮することを数々経験している。

> "虚労，腰痛，少腹拘急，小便不利ある者は八味腎気丸之を主る（『金匱要略』血痺虚労篇）"

コメント　高齢者の慢性腰痛には，まず八味腎気丸（八味地黄丸）が候補にあがるが，これだけではパワー不足のことがあり，その場合は2の手，3の手として知っておくとよい方剤として『万病回春』の補陰湯と『和剤局方』の独活寄生湯がある。

　この2方の具体的な使用例を私は『漢方の臨床』（東亜医学協会，第63巻，第2号，2016年）に「高齢者の頑固な腰痛症に対する漢方治療」として発表しているので詳しくはそちらを参照していただきたいが要点を述べると，以下の通りである。

　「使用する際の参考文献としては『中医処方解説（医歯薬出版株式会社）』の独活寄生湯の解説が大変参考になる」

　独活寄生湯の構成生薬は省略するが「運用の実際」の項には，「独活寄生湯は身体の老化（すなわち腎虚）が基礎になり，これにともなって湿・水滞・冷えなどがみられるもので，外因としての風・寒・湿の邪の侵襲を受けて発病した疼痛・まひ・腫脹などに効果がある」と書かれている。「中年

以後の腰痛に対するファーストチョイスの処方」とあり，特に「慢性の経過をとり体力が低下しており，冷えや湿をおびる水肥りの傾向のもので，労働による疲労が加わったり，湿気と寒冷におかされたりして生じたもの」が適応となる。また，「日本は湿度が高く水肥りのものが多く，夏も冷房で冷やすことがあるので，独活寄生湯が五積散とならんでファーストチョイスになる」とも述べられている。

　以上より，この方剤を使う患者のイメージは，中高年の水太りタイプの腰痛症で寒冷時にひどくなるもので，エキス製剤にある方剤であれば防已黄耆湯合牛車腎気丸を使用したくなる。しかし，それらでいまひとつ効果が認められないときに使用すればよいと思われる。

　一方，補陰湯は『万病回春』の腰痛門に出ている処方であるが，適応は「腎虚の腰痛を治す」わけだが，独活寄生湯との鑑別は先の『中医処方解説』によると「独活寄生湯が水滞と寒に対する処方である」の対し，この補陰湯は「水肥りでなく痩せて乾いた陰虚の体質で手のひらや足のうらのほてりなどの虚熱をともなうものに適しているので独活寄生湯と反対になる」とある。

　以上で，両方剤を使うイメージが理解できそうである。私は今年6回目の年男で72歳になるが，最近腎虚的な症状があちこちに出てきた。淋しいことである。

外傷がらみの腰痛症（ぎっくり腰等）

　ファーストチョイスは，『万病回春』の腰痛門の調栄活絡湯である。構成生薬は省略するが，エキス製剤の場合，治打撲一方合疎経活血湯で十分代用できる（『漢方診療 ワザとコツ』101～104頁参照）。

表　線維筋痛症の漢方治療

証	方剤
気血両虚	芎帰調血飲・十全大補湯・人参養栄湯など。
肝脾不和	柴芍六君子湯など。
肝鬱・気滞・瘀血	血府逐瘀湯・四逆散合駆瘀血剤・加味逍遙散合半夏厚朴湯・加味逍遙散合香蘇散など。

その他の腰痛症に対する方剤

　五積散は使う機会が結構多く，しかも多方面に適応があるので知っておいて損はない処方である。

線維筋痛症

　線維筋痛症については本誌で，宮西圭太先生が詳述していると思うが私なりの意見を述べさせていただく。

　専門施設で線維筋痛症と診断されていた症例で標準治療で効果がなく，当院に回って来て漢方治療により著効したケースが12例ある。

　そのうち加味逍遙散合半夏厚朴湯が4例，加味逍遙散合香蘇散が2例，血府逐瘀湯が2例，芎帰調血飲が2例，柴芍六君子湯が2例である。

　それを整理して，**表**に分類した。あくまでも私の自験例で症例数が少ないので仮説であるがご参考となれば幸いである。

おわりに

　慢性疼痛について本稿で触れていない領域は山ほどあるが誌面の都合でこの辺で終わらせていただきます。

実践！漢方ライフ 養生編

攻めの養生で腰痛知らず

帯津三敬病院 名誉院長 帯津 良一

　がん治療の現場でホリスティック医学を追い求めて 32 年になる。からだ（Body），こころ（Mind），いのち（Spirit）が一体となった人間まるごとをそっくりそのままとらえるのがホリスティック医学だが，これを時間的に観るならば，病というステージにとどまらず生老病死のすべてのステージとさらには死後の世界までを対象とすることになる。

　まさに医療と養生の統合である。だから当初から養生に関心を抱き，かつこれを実践してきた。もともと養生とは身体を労って病を未然に防ぎ天寿を全うするという守りの姿勢であったが，これからは日々生命のエネルギーを勝ち取っていき，死ぬ日を最高に，その勢いを駆って死後の世界へ突入するという攻めの養生でなければならないとこれまた当初から唱えこれを実践して来た。

　そして攻めの養生の推進力は H・ベルクソンによる生命の躍動。生命の躍動によって生命があふれ出ると私たちは歓喜に包まれる。この歓喜はただの快楽ではない。そこには創造が伴われている。何を創造するのか，自己の力をもって自己を創造するのである。この生命の躍動，歓喜，創造という一連のダイナミズムこそ攻めの養生の根幹である。

　ここでわが攻めの養生の一端を披露しよう。まず心の養生の根源である歓喜の元は仕事，晩酌，執筆，太極拳，淡い恋心といったところ。食養生は貝原益軒の『養生訓』にならって好きなものを少し食べるのを旨としている。晩酌の友として頻度の高いのは湯豆腐，旬の刺身，もやし炒め，イカの塩辛などだが，すき焼きやカツ丼も嫌いではない。昼でも夜でも米飯には白菜の浅漬があればあとは何も要らない。

　気の養生となれば気功だが，気功は終始わがホリスティック医学の中核をなしてきた。院内の気功道場では毎週 12 種類の功法が繰り広げられているが，とりわけ好きなのが楊名時太極拳と私自身がアレンジした『新呼吸法「時空」』である。

　以上のような養生法のおかげで，この年で腰痛なるものを経験したことがない。太極拳の分清虚実すなわち合理的な体重移動と牛肉のような良質のタンパク質をときに摂ることにより筋力の衰えを最小限にし，湯豆腐の昆布だしが提供する良質なカルシウムとリンが胸腰椎の脆弱化を防いでいることによるものである。

　反対に膝の痛みにはしばらく悩まされた。原因は大学時代の空手部である。右膝痛のために一杯飲もうにも胡座をかけないのである。ご親切な方々からいくつかの治療法の提供を受けたが上手くいかない。あるサプリメントを扱っている会社から MSM（メチル・スルフォニル・メタン）クリームをいただいた。これが効いた。ホメオパシーのアルニカなるレメディが含まれているのだ。納得した。胡座がかけるようになって，酒の味もまた格別だ。

中医学の
ハードルを
超える。

中医学の基本用語約3,500語を収載。
難解な中医学の専門用語を，平易な説明文で解説。
はじめて中医学を学ぶ人も，中医学の
基礎がしっかり身に付く。

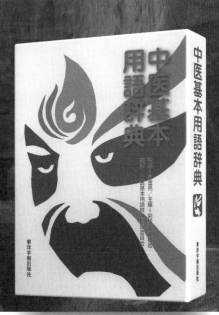

中医基本用語辞典

監修=**高金亮**・主編=**劉桂平・孟静岩**・翻訳=**中医基本用語辞典翻訳委員会**

A5判／872頁／ビニールクロス装・函入り／定価…本体8,000円+税

▎中医学を学ぶ人なら，必ず手元に置きたい「基本用語辞典」

東洋医学・中医学の初学者，および臨床家にぴったりの辞典。医師・薬剤師・鍼灸師・
看護師・栄養士など幅広い医療従事者，ならびに医学生・薬学生・鍼灸学生や，
薬膳・気功・太極拳・中医美容など，中医学を学ぶ人すべての必携参考書。

▎中医学を臨床で実践する人も，この1冊があればとても便利。

中医病名に，代表的な弁証分型を併記。病名の解説とあわせて弁証分型ごとの
治法・方剤名・配穴など，治療の際の参考になる情報がすぐに得られる

中医学を学ぶための雑誌『**中医臨床**』（季刊）ますます面白く，実用的な内容になっています。

 東洋学術出版社　販売部：〒272-0021　千葉県市川市八幡2-16-15-405　電話047-321-4428
フリーダイヤルFAX 0120-727-060　E-mail:hanbai@chuui.co.jp
ホームページ http://www.chuui.co.jp

参考資料	疼痛治療で使用される主な漢方製剤の記載を含む診療ガイドライン

診療ガイドイラン名	作成母体	処方名	
科学的根拠に基づく乳癌診療ガイドライン 1. 治療編 2015 年版	日本乳癌学会 診療ガイドライン委員会	牛車腎気丸	
日本神経治療学会 標準的神経治療：三叉神経痛	日本神経治療学会治療指針作成委員会	五苓散，柴胡桂枝湯，小柴胡湯，柴胡加竜骨牡蛎湯，桂枝加芍薬湯，芍薬甘草湯	
		小柴胡湯，桂枝加芍薬湯	
		五苓散，漢方薬	
		漢方薬	
がん薬物療法に伴う末梢神経障害マネジメントの手引き 2017 年版	日本がんサポーティブケア学会 神経障害部会	牛車腎気丸	
		牛車腎気丸	
		牛車腎気丸	
		牛車腎気丸	
		牛車腎気丸	
		牛車腎気丸	
		牛車腎気丸	

疼痛治療で使用される主な漢方製剤の記載を含む診療ガイドライン

疾患名	引用論文など
末梢神経障害	Tawata M, Kurihara A, Nitta K, et al. The effects of goshajinkigan, a herbal medicine, on subjective symptoms and vibratory threshold in patients with diabetic neuropathy. Diabetes Research and Clinical Practice 1994; 26：121–8.
三叉神経痛	堀口勇，大竹哲也，岡田貴槙，ほか．三叉神経痛に対し漢方薬が有効であった症例の検討．日本東洋医学雑誌 2003；54：383-6.
三叉神経痛	大野健次，延原弘明，有村聡美，ほか．三叉神経痛に対する小柴胡湯・桂枝加芍薬湯併用療法の効果（第2報）．日本ペインクリニック学会誌 1996；3：92-6.
三叉神経痛	n/a
三叉神経痛	n/a
オキサリプラチンによる末梢神経障害	1) Oki E, et al. Preventive effect of Goshajinkigan on peripheral neurotoxicity of FOLFOX therapy（GENIUS trial）：a placebo-controlled, double-blind, randomized phase III study. International Journal of Clinical Oncology 2015; 20：767-75. 2) Kono T, et al. Goshajinkigan oxaliplatin neurotoxicity evaluation (GONE)：a phase 2, multicenter, randomized, double-blind, placebo-contorolled trial of goshajinkigan to prevent oxaliplatin-induced neuropathy. Cancer Chemotheray and Pharmacology 2013; 72：1283-90. 3) Nishioka M, et al. The Kampo medicine, Goshajinkigan, prevents neuropathy in patients treated by FOLFOX regimen. International Journal of Clinical Oncology 2011; 16：322-7.
オキサリプラチンによる末梢神経障害	Oki E, et al. Preventive effect of Goshajinkigan on peripheral neurotoxicity of FOLFOX therapy（GENIUS trial）：a placebo-controlled, double-blind, randomized phase III study. International Journal of Clinical Oncology 2015; 20：767-75.
オキサリプラチンによる末梢神経障害	Kono T, et al. Goshajinkigan oxaliplatin neurotoxicity evaluation (GONE)：a phase 2, multicenter, randomized, double-blind, placebo-contorolled trial of goshajinkigan to prevent oxaliplatin-induced neuropathy. Cancer Chemotheray and Pharmacology 2013; 72：1283-90.
オキサリプラチンによる末梢神経障害	Nishioka M, et al. The Kampo medicine, Goshajinkigan, prevents neuropathy in patients treated by FOLFOX regimen. International Journal of Clinical Oncology 2011; 16：322-7.
オキサリプラチンによる末梢神経障害	Yoshida N, et al. Efficacy of goshajinkigan for oxaliplatin-induced peripheral neuropathy in colorectal cancer patients. Journal of Oncology 2013：139740.
オキサリプラチンによる末梢神経障害	Kono T, et al. Efficacy of goshajinkigan for peripheral neurotoxicity of oxaliplatin in patients with advanced or recurrent colorectal cancer. Evidence Based-Complementary and Alternative Medicine 2011：418481.
末梢神経障害	Kaku H, et al. Objective evaluation of the alleviating effects of Goshajinkigan on peripheral neuropathy induced by paclitaxel/carboplatin therapy：A multicenter collaborative study. Experimental and Therapeutic Medicine 2012; 3：60-5.

参考資料

診療ガイドイラン名	作成母体	処方名	
神経障害性疼痛薬物療法ガイドライン 改訂第2版	日本ペインクリニック学会 神経障害性疼痛薬物療法ガイドライン改訂版作成ワーキンググループ	牛車腎気丸	
		桂枝加朮附湯，ブシ末，抑肝散など	
非歯原性歯痛診療ガイドライン	日本口腔顔面痛学会診療ガイドライン作成委員会	桂枝茯苓丸	
		漢方薬	
線維筋痛症診療ガイドライン 2017	一般社団法人日本線維筋痛症学会，国立研究開発法人日本医療研究開発機構線維筋痛症研究班 ガイドライン作成委員会	漢方薬	
		漢方薬	
		芍薬甘草湯	
		アコニンサン	
		大防風湯＋葛根湯＋修治附子末	
		四逆散	
		桂枝茯苓丸＋柴胡桂枝乾姜湯，呉茱萸湯＋柴胡桂枝乾姜湯，補中益気湯＋柴胡桂枝乾姜湯	
		通脈四逆散＋桂枝去桂加茯苓白朮湯＋大烏頭煎，白虎加人参湯＋防已黄耆湯	
		防已黄耆湯＋越婢加朮湯	
		薏苡仁湯	
		烏苓通気散加附子	

疼痛治療で使用される主な漢方製剤の記載を含む診療ガイドライン

疾患名	引用論文など
神経障害性疼痛	1）Kono T, Hata T, Morita S, et al. Goshajinkigan oxaliplatin neurotoxicity evaluation（GONE）：A phase 2, multicenter, randomized, double-blind, placebo-controlled trial of goshajinkigan to prevent oxaliplatin-induced neuropathy. Cancer Chemotherapy Pharmacology 2013; 72：1283-90. 2）Oki E, Emi Y, Kojima H, et al. Preventive effect of Goshajinkigan on peripheral neurotoxicity of FOLFOX therapy（GENIUS trial）：A placebo controlled, double-blind, randomized phase III study. International Journal of Clinical Oncology 2015; 20：767-75.
神経障害性疼痛	n/a
非定型顔面痛	有井かおる，杉村光隆，瀧邦高，ほか．歯科治療を契機に発症した非定型顔面痛の4年間の経過 Narrative Based Medicine に基づくアプローチ．日本歯科東洋医学学会誌 2009；28：24-8.
非定型顔面痛	中野良信．下顎骨骨折に継発し長期間存続した非定型顔面痛の1例．日本歯科心身医学会雑誌 2002；17：75-82.
線維筋痛症	日本線維筋痛症学会編 線維筋痛症診療ガイドライン 2013．日本医事新報社，2013.
線維筋痛症	n/a
線維筋痛症	n/a
線維筋痛症	1）佐藤正夫，四戸隆基，田中領，ほか．線維筋痛症症例の背景因子の検討．中部日本整形外科災害外科学会雑誌 2009；52：951-2. 2）原敬二郎．線維筋痛症に麻杏薏甘湯が著効した一例．漢方研究 2007；429：274-5. 3）三木健司，行岡正雄．リウマチ性脊椎関節炎の治療（線維筋痛症との合併に注意）．Modern Physician 2010；30：1561-8.
線維筋痛症	太田博孝．線維筋痛症に大防風湯合葛根湯加附子が奏効した症例．漢方と診療 2015；6：150-3.
線維筋痛症	藤永洋．漢方薬を使いこなす！ 慢性痛の治療戦略－線維筋痛症・リウマチ性多発筋痛症．薬局 2015；66：2499-504.
線維筋痛症	守屋純二，山川淳一，竹内健二，ほか．マイコプラズマ感染症後に発症した線維筋痛症に対する漢方薬の使用経験．痛みと漢方 2015；25：129-33.
線維筋痛症	伊関千書，鈴木雅雄，古田大河，ほか．烏頭剤と鍼灸治療の併用が有効であった，線維筋痛症，慢性疲労症候群複合局所疼痛症候群の合併症例．日本東洋医学雑誌 2015；66：131-9.
線維筋痛症	川村力，北郷邦昭，江部康二．白虎加人参湯合越婢加朮湯が著効した線維筋痛症の1例．漢方と診療 2015；5：323-5.
線維筋痛症	大野修嗣．続・Dr. Ohno 教えてください漢方処方実践編 症例から学ぶ服薬指導のポイント（第11回）疼痛．漢方医薬学雑誌 2015；22：113-9.
線維筋痛症	川鍋伊晃，星野卓之，花輪壽彦．線維筋痛症に伴う慢性疼痛の緩和に烏苓通気湯加附子が有効であった一例．漢方の臨床 2014；61：804-10.

参考資料

診療ガイドイラン名	作成母体	処方名	
線維筋痛症診療ガイドライン 2017	一般社団法人日本線維筋痛症学会，国立研究開発法人日本医療研究開発機構線維筋痛症研究班 ガイドライン作成委員会	温経湯加延胡索	
		四逆散	
		加味逍遙散＋桃核承気湯，桃核承気湯，三黄瀉心湯	
		薏苡仁湯＋補中益気湯＋苓姜朮甘湯，通導散，桂枝茯苓丸	
		漢方薬	
		抑肝散	
		漢方薬	
日本神経治療学会 標準的神経治療：慢性疼痛	日本神経治療学会治療指針作成委員会	漢方薬	
		疎経活血湯，牛車腎気丸，桂枝茯苓丸，加味逍遙散，温経湯，芍薬甘草湯，抑肝散，抑肝散加陳皮半夏	
慢性頭痛の診療ガイドライン 2013	日本神経学会・日本頭痛学会 監修 慢性頭痛の診療ガイドライン作成委員会	漢方薬	
		呉茱萸湯	
		呉茱萸湯	
		呉茱萸湯	
		呉茱萸湯	
		呉茱萸湯	
		呉茱萸湯	
		桂枝人参湯	
		桂枝人参湯	
		釣藤散	
		釣藤散	

疼痛治療で使用される主な漢方製剤の記載を含む診療ガイドライン

疾患名	引用論文など
線維筋痛症	川鍋伊晃, 石毛達也, 花輪壽彦. 線維筋痛症に伴う難治性の慢性疼痛に温経湯加延胡索が有効であった一例. 漢方の臨床 2013；60：864-9.
線維筋痛症	森康一. 線維筋痛症に四逆散が奏功した1例. 漢方と診療 2013；41：47-9.
線維筋痛症	守屋純二, 山川淳一, 竹内健二, ほか. 線維筋痛症が疑われた疼痛性疾患に駆瘀血剤, 温熱剤が有効であった1症例. 痛みと漢方 2012；22：98-101.
線維筋痛症	大野修嗣. 線維筋痛症の漢方治療. 漢方の臨床 2011；58：1481-90.
線維筋痛症	江部洋一郎. 杏林春秋 経方医学臨床録（3）. 中医臨床 2011；32：206-10.
線維筋痛症	川村力. 疏肝理気活血利水法が著効した線維筋痛症の1例：本症発症機序の中医学的考察. 漢方の臨床 2011；58：271-7.
線維筋痛症	河野清秀. 線維筋痛症は, 駆疾血剤で改善する. 痛みと漢方 2009；19：55-60.
FM【線維筋痛症】	村上正人. 日本東洋心身医学研究会 EBM 作業チーム調査報告, 心身症およびストレス関連疾患に対する漢方治療のエビデンス；線維筋痛症. 日本東洋心身医学研究 2008；23：100-2.
筋痛症, FM【線維筋痛症】	n/a
慢性頭痛	↓
慢性頭痛	Odaguchi H, Wakasugi A, Ito H, et al. The efficacy of goshuyuto, a typical Kampo （Japanese herbal medicine） formula in preventing episodes of headache. Current Medical Research and Opinion 2006; 22：1587-97.
片頭痛	丸山哲弘. 片頭痛予防における呉茱萸湯の有用性に関する研究—塩酸ロメリジンとのオープン・クロスオーバー試験. 痛みと漢方 2006；16：30-9.
慢性頭痛	関久友, 沖田直, 高瀬貞夫, ほか. 慢性頭痛に対する呉茱萸湯の効果—封筒法による桂枝人参湯との比較. Pharma Medica 1993；11：288-91.
慢性頭痛	前田浩治, 宮城敦, 菅原武仁. 慢性頭痛に対する呉茱萸湯の効果. 漢方医学 1998；22：53-7.
緊張型頭痛	赤嶺真理子, 兵頭靖博, 芦原睦, ほか. 緊張型頭痛に対する呉茱萸湯の有用性. 日本東洋心身医学研究 2000；15：36-8.
慢性頭痛	n/a
慢性頭痛	関久友, 沖田直, 高瀬貞夫, ほか. 慢性頭痛に対する呉茱萸湯の効果—封筒法による桂枝人参湯との比較. Pharma Medica 1993；11：288-91.
慢性頭痛	松本博之, 柏木基, 松谷学, ほか. 慢性頭痛に対する桂枝人参湯と釣藤散の有用性に関する研究. 臨床と研究 1995；72：1299-303.
慢性頭痛	松本博之, 柏木基, 松谷学, ほか. 慢性頭痛に対する桂枝人参湯と釣藤散の有用性に関する研究. 臨床と研究 1995；72：1299-303.
慢性頭痛	定藤章代, 織田祥史, 菊池晴彦, ほか. 慢性頭痛に対する釣藤散（TJ-47）の効果. 脳神経外科速報 1992；2：171-6.

参考資料

診療ガイドイラン名	作成母体	処方名	
慢性頭痛の診療ガイドライン 2013	日本神経学会・日本頭痛学会 監修 慢性頭痛の診療ガイドライン作成委員会	釣藤散	
		釣藤散	
		釣藤散	
		釣藤散	
		葛根湯	
		五苓散	
		五苓散	
		五苓散	
頚椎後縦靱帯骨化症診療ガイドライン 2011	日本整形外科学会，日本脊椎脊髄病学会 日本整形外科学会診療ガイドライン委員会	漢方薬	

＊この資料は日本東洋医学会 EBM 委員会が作成した「漢方製剤の記載を含む診療ガイドライン（Clinical practice guidelines containing Kampo products in Japan:KCPG）」をもとに作成しました。

各漢方製剤のエビデンス等につきましては http://www.jsom.or.jp/medical/ebm/cpg/index.html にてご確認ください。

疼痛治療で使用される主な漢方製剤の記載を含む診療ガイドライン

疾患名	引用論文など
慢性型緊張型頭痛	長田乾. 慢性型緊張型頭痛に対するツムラ釣藤散の臨床効果. JAMA（日本語版）1996；17：38-9.
慢性緊張型頭痛	高田理. 慢性緊張型頭痛に対する釣藤散の有効性について. 漢方医学 1998；22：121-4.
慢性頭痛	福島武雄, 朝長正道, 田中彰, ほか. 頭痛に対する釣藤散の臨床効果. 漢方医学 1994；18：272-5.
慢性頭痛	木村格, 笹生俊一. 脳血管障害患者の慢性頭痛に対するツムラ釣藤散の臨床効果. Geriatic Medicine 1989；27：445-9.
慢性緊張型頭痛	山本光利. 肩頸部のこりに起因する慢性緊張型頭痛に対する葛根湯の臨床効果. 臨床と研究 1995；72：2085-8.
血液透析に伴う頭痛	野口享秀. 血液透析に伴う頭痛に対する五苓散の治療効果. 漢方医学 2010；34：182-3.
維持透析患者の頭痛	室賀一宏. 維持透析患者の頭痛の東洋医学的治療と考察. 東洋医学 1999；27：46-7.
水分代謝調節	礒濱洋一郎. 五苓散のアクアポリンを介した水分代謝調節メカニズム. 漢方医学 2011；35：186-9.
頚椎後縦靱帯骨化症	八代忍, 花輪壽彦. 頚椎後縦靱帯骨化症に対する漢方治療の経験. 日本脊髄障害医学会誌 2006；19：198-9.

【監修者略歴】
世良田 和幸（せらだ かずゆき）
1976年，昭和大学医学部を卒業。同大学大学院修了後，麻酔科
へ入局。昭和大学藤が丘病院，昭和大学横浜市北部病院などで
約40年間，手術室における麻酔とペインクリニックでの診療
に携わる。2014年同大学横浜市北部病院病院長に就任。昭和大
学名誉教授。2018年4月から渕野辺総合病院病院長。

疾患・症状別 漢方治療
慢 性 疼 痛

2019年11月27日発行

監 修 者	世良田　和幸
発 行 者	井ノ上　匠
発 行 所	東洋学術出版社

〒272-0021　千葉県市川市八幡2-16-15-405
編集部　電話 047 (335) 6780　FAX 047 (300) 0565
　　　　e-mail　henshu@chuui.co.jp
販売部　電話 047 (321) 4428　FAX 047 (321) 4429
　　　　e-mail　hanbai@chuui.co.jp
URL　　http://www.chuui.co.jp

デザイン──インクデザイン合同会社
印刷・製本──モリモト印刷株式会社
◎本誌内容の無断複写・転載は著作権法上で禁じられています。

Ⓒ 2019 Printed in Japan　　　ISBN978-4-904224-69-4　C3047